P. Yvon

Notions de Pharmacie
nécessaires au Médecin

BIBLIOTHÈQUE MÉDICALE

PUBLIÉE SOUS LA DIRECTION

DE MM.

J.-M. CHARCOT	**C.-M. DEBOVE**
Professeur a la Faculté de médecine	Professeur à la Faculté de médecine
de Paris	de Paris
Membre de l'Institut.	Médecin de l'hôpital Andral.

BIBLIOTHÈQUE MÉDICALE

PUBLIÉE SOUS LA DIRECTION

DE MM.

J.-M. CHARCOT	**C.-M. DEBOVE**
Professeur à la Faculté de médecine	Professeur à la Faculté de médecine
de Paris	de Paris
Membre de l'Institut.	Médecin de l'hôpital Andral.

BIBLIOTHÈQUE MÉDICALE

CHARCOT-DEBOVE

VOLUMES PARUS DANS LA COLLECTION

V. Hanot. — LA CIRRHOSE HYPERTROPHIQUE AVEC ICTÈRE CHRONIQUE.

G.-M. Debove et **Courtois-Suffit**. — TRAITEMENT DES PLEURÉSIES PURULENTES.

J. Comby. — LE RACHITISME.

Ch. Talamon. — APPENDICITE ET PÉRITYPHLITE.

G.-M. Debove et **Rémond** (de Metz). — LAVAGE DE L'ESTOMAC.

J. Seglas. — DES TROUBLES DU LANGAGE CHEZ LES ALIÉNÉS

A. Sallard. — LES AMYGDALITES AIGUES.

L. Dreyfus-Brisac et **I. Bruhl**. — PHTISIE AIGUË.

P. Sollier. — LES TROUBLES DE LA MÉMOIRE.

De Sinety. — DE LA STÉRILITÉ CHEZ LA FEMME ET DE SON TRAITEMENT.

G.-M. Debove et **J. Renault**. — ULCÈRE DE L'ESTOMAC.

G. Daremberg. — TRAITEMENT DE LA PHTISIE PULMONAIRE, 2 vol.

Ch. Luzet. — LA CHLOROSE.

E. Mosny. — BRONCHO-PNEUMONIE.

P. Yvon. — NOTIONS DE PHARMACIE NÉCESSAIRES AU MÉDECIN.

POUR PARAITRE PROCHAINEMENT

A. Mathieu. — NEURASTHÉNIE.

Auvard et **Caubet**. — DE L'ANESTHÉSIE CHIRURGICALE ET OBSTÉTRICALE.

L. Galliard. — LE PNEUMOTHORAX.

H. Bourges. — LA DIPHTÉRIE.

N. Gamalëia. — LES POISONS BACTÉRIENS.

L. Capitan. — THÉRAPEUTIQUE DES MALADIES INFECTIEUSES.

Trouessart. — LA THÉRAPEUTIQUE ANTISEPTIQUE.

Juhel-Renoy. — TRAITEMENT DE LA FIÈVRE TYPHOIDE.

I. Strauss. — LE BACILLE DE LA TUBERCULOSE.

J. Gasser. — LES CAUSES DE LA FIÈVRE TYPHOIDE.

Chaque volume se vend séparément, Relié : **3 fr. 50**

NOTIONS DE PHARMACIE

NÉCESSAIRES AU MÉDECIN

PAR

P. YVON

Avec figures dans le texte

TOME PREMIER

PARIS

J. RUEFF ET Cie, ÉDITEURS

106, BOULEVARD SAINT-GERMAIN

1892

PRÉFACE

Les traités de pharmacie sont assez nombreux ; mais ils ont tous été spécialement écrits pour le pharmacien et l'étudiant en pharmacie ; ils ne sont donc que d'une utilité fort restreinte pour le médecin. Ce dernier n'a pas en effet besoin de connaître tous les détails de la préparation des médicaments ; il lui suffit d'être renseigné d'une manière générale sur les diverses formes pharmaceutiques, de bien apprécier les différences qui existent entre elles, afin de peser leurs avantages et leurs inconvénients et de pouvoir les prescrire en connaissance de cause.

Aux divers modes de préparation, j'ai ajouté des renseignements sur la manière d'administrer et d'employer les médicaments ; ces détails sont fort importants et peuvent être très utiles au médecin dans l'exercice de sa profession. Ce livre n'est donc point un traité de pharmacie pure, j'ai voulu qu'il fût avant tout pratique, aussi me suis-je écarté de l'ordre habituellement suivi dans les livres classiques.

J'ai divisé l'ouvrage en trois parties :

Le *livre premier* traite des opérations pharmaceutiques, *récolte* et *conservation* des plantes, *dessication, pulvérisation* et toutes *manipulations* qui servent à transformer les matières premières en médicaments.

Le *livre second* est consacré à l'étude des médicaments réservés pour *l'usage externe*. Ces médicaments sont réunis par groupes lorsqu'ils présentent de l'analogie soit au point de vue de leur *constitution* soit au point de vue de leur *action thérapeutique*.

Dans le *troisième livre*, le lecteur trouvera tous les renseignements relatifs aux médicaments destinés à *l'usage externe* ; ils sont également classés d'après le principe que je viens d'indiquer.

Tel est le plan de l'ouvrage :

Être utile, sans être ennuyeux, voilà le but que je me suis proposé : je serai trop heureux si j'ai pu l'atteindre.

Juillet 1892.

P. YVON.

NOTIONS DE PHARMACIE

NÉCESSAIRES AU MÉDECIN

PRÉLIMINAIRES

La pharmacie est une science complexe qui utilise tout à la fois la botanique, la chimie et la physique : on peut la définir l'art de *connaître, choisir, préparer et conserver* les médicaments.

Par ce mot de *médicament* on désigne toute substance, quelle que soit son origine, qui est employée dans un *but curatif*. Cette définition est peu précise, elle est cependant la seule que l'on puisse proposer car il existe bien peu de substance, qui, depuis l'origine de la médecine jusqu'à nos jours n'ait été employée comme médicament. Les aliments eux-mêmes (*lait, alcool*) peuvent, dans certains cas, devenir des médicaments.

Au point de vue de leur provenance les médicaments peuvent être divisés en trois groupes suivant qu'ils sont d'origine *animale, végétale* ou *minérale* [1]. Ils sont *simples ou composés* ; dans ce dernier cas ils résultent

1. Il serait plus exact de dire chimique.

1

du mélange de plusieurs substances en proportions définies.

Les médicaments fournis par le règne animal, après avoir été très nombreux, sont aujourd'hui peu employés :

Les animaux utilisés en entier sont la *cantharide*, les *limaçons*, la *cochenille* et la *chair musculaire* des animaux domestiques. Parmi les produits animaux citons : les *graisses* et *huiles médicinales*, le *lait*, la *cire*, le *blanc de baleine :* Parmi les sécrétions et les excrétions : le *musc*, la *civette*, le *castoreum*, les *yeux d'écrevisses* et *l'ambre gris*.

Les substances d'origine végétale sont encore très employées en médecine ; mais le nombre de celles qui sont utilisées *en nature* va sans cesse en diminuant. En effet, grâce aux progrès de la chimie, on a pu retirer de chaque plante et on isole encore tous les jours un ou plusieurs principes actifs, dont la composition et l'action physiologique sont bien définies, et qui, dès lors, sont presque exclusivement utilisés.

Le troisième groupe, celui des médicaments chimiques, quelle que soit leur origine, animale (cantharidine), végétale (sulfate de quinine), ou minérale (arsenic), est le plus nombreux et fatalement destiné à absorber les autres. Bientôt de l'ancienne pharmacie, aux formules si complexes, il ne restera plus rien ; seules quelques-unes, sanctionnées par l'usage seront conservées, pour ainsi dire par respect. Est-ce un bien, est-ce un mal ? Mis en présence d'un fébricitant, quel praticien songerait aujourd'hui au vieil opiat à base de quinquina, ou à l'infusion d'une forte dose de cette écorce dans une bouteille de vin blanc, remède autrefois populaire chez nos paysans de la Sologne ? N'a-t-il pas sous la main le sulfate de quinine, plus prompt d'action, plus énergique à employer ? Certes, la dé-

couverte de Pelletier et Caventou constitue au point
de vue pharmaceutique un progrès immense ; mais
en est-il toujours de même au point de vue thérapeutique ? Le quinquina n'est-il point par rapport à la
quinine un médicament composé dans lequel existe
une association d'autant plus heureuse qu'elle est naturelle ? Dans beaucoup de cas le sulfate de quinine
domptera plus vite une fièvre ; mais la détruira-t-il
aussi profondément ; en préviendra-t-il aussi sûre-
ment le retour ? L'effet sera plus prompt ; mais souvent il sera moins durable, et finalement, il pourra se
faire qu'on soit obligé d'employer une dose de quinine représentant un poids de quinquina plus élevé
que celui que l'on eut employé en nature.

Quelle que soit leur origine il est indispensable de
faire subir aux substances un certain nombre de manipulations destinées à les transformer en médicaments ; le nombre de celles qui peuvent être directement utilisées est assez restreint.

Il faut *connaître*, *choisir*, *récolter*, *préparer* et *conserver* les substances d'origine *animale* ou *végétale* ;
quant aux substances tirées du règne animal il suffit
de les *reconnaître*, de constater leur *pureté* et de les
purifier si cela est nécessaire.

Nous allons étudier successivement ces diverses
opérations.

Connaissance des médicaments. — L'ensemble des
connaissances nécessaires est fourni par la *botanique*,
la *matière médicale*, la *chimie* et la *physique*. Nous ne
pouvons, dans un cadre aussi restreint, donner un
aperçu, même sommaire de ces sciences ; nous nous
bornerons à indiquer plus tard les caractères saillants
des principaux médicaments.

La connaissance des matières premières qui doivent servir à la préparation des médicaments est de la

plus haute importance, surtout lorsqu'il s'agit de substances végétales. En effet le livre officiel, le Codex, prescrit l'emploi d'une espèce déterminée, qui prend le nom *d'officinale*, à l'exclusion des autres espèces voisines. Par exemple plusieurs espèces de *menthe* croissent en France ; l'espèce officinale qui seule doit être employée en pharmacie, est la *menthe poivrée*. Les espèces voisines, *m. crepue*, *m. verte*, *m. aquatique*, *m. pouliot* qui présentent des propriétés analogues sont des *succédanés*. Le médecin peut les prescrire ; mais le pharmacien ne doit jamais les substituer à l'espèce officinale. Les succédanés présentent bien des propriétés analogues à celles de l'espèce officinale ; mais elles sont plus ou moins accentuées ; ou bien offrent quelque particularité qui a motivé le rejet.

Lorsqu'il s'agit de plantes indigènes, le pharmacien peut ou les récolter lui-même ou tout au moins avoir la plante entière à sa disposition ; il peut faire un choix certain de l'espèce officinale. Il n'en est pas de même pour les substances exotiques ; la plante n'arrive jamais toute entière : mais seulement la partie employée, par exemple la *racine* de la *rhubarbe*, les *écorces* du *quinquina*, etc. Dans ces conditions, le pharmacien doit s'en rapporter à l'examen organoleptique et constater que la substance présente bien les caractères décrits dans les traités de matière médicale ; il peut aussi procéder à l'analyse chimique, constater la présence des principes caractéristiques et, au besoin, en faire le dosage. Il doit, en outre, s'assurer que la substance est dans un parfait état de conservation.

Un grand nombre de substances médicinales, soit indigènes, soit exotiques, surtout celles dont la valeur commerciale est élevée, sont sujettes à être falsifiées. Les fraudes sont très nombreuses. Elles consistent surtout pour les substances exotiques dans le mélange d'espèces botaniques voisines, ou même différentes, mais présentant un aspect analogue. Les feuilles de séné sont, par exemple, mélangées de feuilles d'arguel. Les fruits de la badiane, de ceux de l'anis étoilé du Japon. Les poches de musc sont en partie vidées et remplies d'un mélange de sang desséché, de résines, etc., présentant une couleur et un aspect analogues. Parfois même des produits sont fabriqués de toutes pièces; ainsi, les fraudeurs ne se sont pas contentés de falsifier le safran en l'imprégnant de miel et de substances minérales très denses, on le mélange de pétales de souci, de carthame et autres, au besoin découpés à l'emporte pièces et teints. Les lecteurs pourront trouver à ce sujet des renseignements détaillés dans les divers traités de falsifications, notamment l'excellent ouvrage de Chevallier et Baudrimont.

Le choix des substances minérales ou des produits chimiques est plus facile : le pharmacien doit savoir les reconnaître ; constater leurs caractères de pureté et, au besoin, doser la matière active. Ces produits sont ou préparés spécialement pour l'usage thérapeutique (alcaloïdes et leurs sels), ou bien empruntés à l'industrie qui les consomme sur une vaste échelle (glycérine, acide phénique, etc.). On doit dans ce cas s'assurer de leur pureté ou mieux les purifier avant de les employer.

Le pharmacien trouve dans l'étude de la botanique les connaissances nécessaires pour lui permettre de *reconnaître* et de *récolter* les plantes médicinales. Bon nombre de ces plantes croissent en France, mais sauf quelques espèces (digitale, belladone, solanées vireuses) elles sont peu actives. Les plantes médicinales ne se trouvent pas partout, elles croissent de préférence dans certaines régions, et leur récolte constitue souvent une industrie pour le pays (*digitale, gen-*

tiane, arnica, safran). On les récueille et on les expédie dans les lieux de consommation et de fabrication des médicaments.

Les plantes médicinales peuvent ou *croître spontanément* ou être *cultivées*. Pour certaines, la culture exerce une influence très marquée sur leurs propriétés. Cette influence est très connue, la plupart des plantes comestibles ne le sont devenues que par la culture qui modifie profondément (en les atténuant) leurs propriétés naturelles. Ainsi, le *céleri* et le *cardon* sont deux ombellifères (apium graveolens et cinara cardunculus) privées par la culture de leur principe âcre et aromatique. La *chicorée sauvage* (cichorium intybus) très usitée en médecine, perd son principe amer et devient comestible ; bien plus, si on la fait végéter à l'abri de la lumière elle s'étiole, blanchit et devient la « *barbe de capucin* ». Presque tous les fruits des *pomacées* et *drupacées* ne sont devenus comestibles que par la culture. D'une manière générale, on peut dire que la culture est nuisible aux plantes médicinales en leur faisant perdre l'*amertume*, l'*âcreté* ou les principes *aromatiques* dans lesquels réside souvent leur vertu. Il y a, toutefois, exception pour les principes odorants qui sont *améliorés* et *accrus* par la culture.

Étant admis que la plante médicinale doit croître naturellement, ses propriétés sont influencées par diverses conditions de végétation que nous allons passer en revue.

L'influence du terrain est très remarquable surtout chez les plantes de la famille des ombellifères. Celles qui sont aromatiques le deviennent beaucoup plus lorsqu'elles croissent dans un terrain sec ; dans un terrain humide, les propriétés toxiques (ciguë) sont augmentées. Certaines plantes (crucifères) deviennent beaucoup plus vigoureuses lorsqu'elles croissent dans le voisinage des habitations, etc.

L'influence de la *lumière* sur la végétation est tout aussi manifeste que celle du *terrain*. Les plantes croissant dans un endroit bien éclairé et bien exposé sont vertes, vigoureuses; celles qui poussent à l'ombre et dans un endroit peu exposé à la lumière sont pâles (chlorotiques), molles et souvent chétives.

L'influence du climat est très marquée et une plante n'acquiert toute sa vigueur et ses propriétés que dans le pays ou elle croit naturellement. Si l'on transporte dans nos contrées des végétaux des pays chauds et qu'on les mette à l'abri d'un abaissement trop grand de température en les maintenant en hiver dans une enceinte artificiellemnt chauffée ; on peut bien les faire végéter ; les feuilles et parfois les fleurs peuvent bien paraître mais il est rare que la fructification puisse avoir lieu, et beaucoup des actes de leur vie végétative (notamment les sécrétions), ne pourront s'accomplir.

L'âge exerce une grande influence sur la *qualité* et la *quantité* des principes actifs contenus dans les plantes. Lorsqu'elles sont jeunes elles renferment surtout des principes mucilagineux ; les principes amers et parfois toxiques n'apparaissent que plus tard, lorsque la plante est entièrement développée. Ainsi les feuilles de la *chicorée amère* sont comestibles dans leur jeune âge : plus tard elles deviennent trop amères; de même les jeunes pousses de la *viorne* et de *l'aconit* sont employées comme comestibles dans certains pays : elles deviennent ensuite vénéneuses. C'est pour cette raison que le Codex spécifie l'âge et l'époque où l'on doit récolter les plantes médicinales. Cette époque varie suivant que la plante est *annuelle* ou *bisannuelle* et suivant aussi la partie employée.

En général on doit toujours procéder à la récolte au moment où la partie qu'on veut utiliser renferme le maximum de principes actifs.

On arrachera les racines lorsqu'elles sont gorgées de suc c'est-à-dire, pour les plantes annuelles un peu avant l'apparition des feuilles ; le Codex dit avant la floraison ; c'est un peu tard. La racine des plantes *bisannuelles* (*Ache*, *Angélique*) est recoltée après la chute des feuilles, et lorsque la tige commence à se mortifier, c'est-à-dire à l'automne ou au commencement de l'hiver. La racine des plantes *vivaces* est récoltée aux mêmes époques ; mais après plusieurs années de végétation (3 ans en moyenne) (*Aunée*, *Bistorte*, *Gentiane*, etc.).

Les Bulbes (*Scille*, *Colchique*) doivent être recueillis après la *floraison* et la *fructification* de la plante, c'est-à-dire à l'automne. Les *Bourgeons* seront recoltés au contraire au printemps, avant l'épanouissement, alors que leur tissu est encore compact.

On doit récolter les feuilles au moment où elles sont dans toute leur vigueur, c'est-à-dire avant l'apparition des fleurs (*Belladone*, *Digitale*, *Jusquiame*). Mais lorsque les feuilles renferment, comme les fleurs un principe odorant on les récolte au même moment, (*Absinthe*, *Rue* et toutes les *Labiées*). C'est ainsi que l'on procède pour la récolte des *sommités fleuries* c'est-à-dire des parties terminales de la plante constituées par le mélange des feuilles et des fleurs étroitement entrelacées (*Petite centaurée*, *Origan*, *Melilot* etc).

Les fleurs doivent être recueillies au moment où elles présentent le maximum de fraîcheur et de parfum, alors qu'elles commencent à s'épanouir. Il n'y a d'exception que pour les *fleurs d'oranger* et les *roses de Provins* que l'on récolte avant l'épanouissement alors qu'elles sont encore en bouton.

Le moment de la récolte des *fruits* varie suivant leur nature. Les fruits *charnus* qui doivent être transformés de suite en médicaments sont récoltés au moment de leur maturité (*Coings*), sauf dans les cas où l'on recherche la saveur acide ou astringente (*Raisin-Verjus*). Lorsque les fruits sont *secs* et *déhiscents* on doit les récolter un peu avant leur maturité complète de manière à ne rien perdre de leur contenu ce qui arriverait si on les laissait s'ouvrir spontanément. Lorsqu'ils sont *indéhiscents* on doit attendre qu'ils soient *parfaitement mûrs*, si l'on doit faire usage des graines ; on peut au contraire les recueillir avant entière maturité, si c'est le *péricarpe* qui constitue la partie médicamenteuse (*grenade*).

On recueille les semences que lorsqu'elles sont arrivées à maturité complète.

On doit récolter en hiver les tiges et le bois des plantes *ligneuses*, c'est en effet à ce moment que leur tissu est le plus compact et qu'il cède à l'eau la plus forte proportion de matériaux solubles. Les tiges des plantes *herbacées* sont recueillies avant l'apparition des fleurs.

On récolte les *écorces* indigènes soit en automne après la chute des feuilles et lorsque la végétation est terminée, soit au contraire au printemps avant la floraison.

Lorsqu'on récolte les plantes pour les conserver il faut toujours avoir soin de choisir un temps bien sec, une belle journée et attendre que la rosée du matin soit dissipée. Pour les fleurs, en particulier, le moment de la récolte exerce une grande influence sur leur conservation et sur l'intensité de leur parfum. Leur récolte doit toujours avoir lieu le matin ou le soir et jamais au milieu de la journée, parce que leur parfum est plus faible à ce moment-là.

Les renseignements que nous venons de donner
sont applicables seulement aux plantes indigènes que
le pharmacien peut récolter lui-même. Pour les plantes
exotiques, il ne possède d'autre moyen de contrôle que
de s'assurer de leur bonne conservation et de vérifier
si elles présentent bien les caractères de la sorte officinale. La connaissance du lieu d'origine constitue aussi
un renseignement important, mais qu'il n'est pas toujours possible de se procurer. Pour certaines plantes
ou subtances, l'examen chimique et le dosage des
principes actifs constituent un mode de contrôle
indispensable et d'une rigueur absolue. Le dosage des
alcaloïdes dans le quinquina, dans l'opium permet
d'avoir des médicaments d'une activité toujours identique.

LIVRE PREMIER

CHAPITRE I

DES OPÉRATIONS PHARMACEUTIQUES

Lorsque le pharmacien s'est procuré les plantes ou matières premières il doit, pour les convertir en médicaments, leur faire subir un certain nombre de manipulations que nous allons passer successivement en revue.

Triage et *mondation*. — La première opération que l'on fait subir à une plante que l'on vient de récolter consiste à la débarrasser de toutes les matières étrangères qui la souillent et à la séparer des autres plantes avec lesquelles elle peut se trouver accidentellement mélangée. Cette opération a reçu le nom de *triage* ou *mondation*. Il faut d'abord nettoyer la plante, la débarrasser de la terre et des autres souillures puis enlever les parties détériorées et séparer celles qui ne doivent pas être conservées dans les cas ou elle n'est pas utilisée *toute entière*. S'agit-il par exemple de *digitale*, on détachera les feuilles et on les séparera de la plus grande partie de leur pétiole de manière à ne conserver que le limbe ; s'agit-il d'une écorce, on enlèvera la couche superficielle qui peut être plus ou moins détériorée ou couverte de végétaux cryptogamiques ; Les racines et tiges souterraines (Rhizomes) seront lavées, brossées avec soin ; on en sépare les parties cariées, puis le collet, de manière à les mettre dans l'impossibilité de germer plus tard.

Les plantes fraîches sont ou transformées de suite en médicament ou bien conservées.

Conservation des plantes. — Quelques plantes sont conservées à l'état frais ; ce sont les racines de *raifort*, de *guimauve*, de *grenadier*, les rhizômes de *réglisse*, et quelques bulbes. On les plonge entièrement dans du sable fin contenu dans des caisses ou tonneaux que l'on peut couvrir et que l'on conserve dans un endroit frais : Il n'y a aucun avantage à conserver ainsi ces plantes ; même celles qui sont mucilagineuses. Lorsque la dessiccation a été faite dans de bonnes conditions la plante conservée est aussi active que la plante fraîche.

La dessiccation est le seul moyen de conserver les plantes ; théoriquement une plante sèche doit représenter la plante *fraîche privée de son eau de végétation*. Malheureusement quelques principes volatils peuvent disparaître en même temps que l'eau et les soins que l'on doit apporter à la dessiccation ont pour objet de remédier autant que possible à cet inconvénient.

Deux modes de dessiccation sont employés : à *air libre* ; *à l'étuve*.

Dessiccation à air libre. — C'est le meilleur, celui qui expose le moins à la déperdition des principes volatils et que l'on devra employer toutes les fois que cela sera possible.

Dessécher une plante c'est lui enlever toute l'eau qu'elle renferme, sans lui faire perdre aucun autre de ses principes volatils. La dessiccation à *air libre* sans *élévation de température* est le moyen qui convient le mieux. Malheureusement il exige un temps assez considérable pendant lequel la plante est exposée à diverses causes d'altération. Il faut donc se placer dans les conditions les meilleures pour que la dessiccation s'effectue rapidement. Tout d'abord il ne faut dessécher de cette manière que les plantes ou parties de plantes qui ne renferment que peu d'eau de végétation, c'est-à-dire les *feuilles*, les *fleurs* et les *sommités*.

Le séchoir est constitué par de vastes salles ordinairement situées dans les combles, exposées au midi et pouvant être largement ventilées : elles sont garnies *de claies, grillages ou filets* sur lesquels on dispose, en couche mince, les plantes préalablement mondées. On peut au moyen d'ouvertures qu'on ouvre et qu'on ferme à volonté, suivant l'orientation du vent, déterminer un courant d'air qui favorise l'évaporation ; mais jamais la lumière ne doit pénétrer directement dans le séchoir afin que la couleur des plantes ne soit pas altérée : Les plantes doivent pendant qu'elles sont au séchoir, être, l'objet d'une surveillance constante et retournées au moins chaque jour sur les claies. La rapidité de la dessiccation est assurée par le renouvellement rapide, le degré de sécheresse et l'élévation de température de l'air ; ajoutons-y le développement et le renouvellement des surfaces.

La dessiccation des fleurs demande des précautions spéciales si l'on veut conserver leur couleur vive et leur parfum. Il faut encore prendre plus de précautions que pour les feuilles et les sommités et les *soustraire entièrement à l'action de la lumière* ; pour quelques-unes il faut même les enfermer dans des sacs de papier ou d'étoffe (*bouillon blanc*) : de plus la dessication doit être faite le *plus rapidement possible*, et par un temps très sec.

Dessiccation à l'étuve. — Les plantes ou parties de plantes trop aqueuses ou à tissu compact et serré ne peuvent être desséchées à air libre, il faut avoir recours à l'exposition dans une étuve. L'étuve n'est autre chose qu'un séchoir dont on peut élever artificiellement la température. Le chauffage peut être pratiqué au moyen de calorifères placés dans l'étuve même, mais il est bien préférable de disposer à l'extérieur la source de chaleur, l'air chaud est amené dans le séchoir par des ouvertures pratiquées près du sol et s'échappe par la partie supérieure : il s'établit ainsi un courant d'air chaud qui favorise la rapidité de l'évaporation : L'air chaud ainsi introduit doit *être sec* : Dans aucuns cas la température de l'étuve ne doit dépasser 40 degrés : car alors l'albumine végétale serait altérée et la déperdition des principes volatils serait trop accusée. L'étuve est comme les séchoirs garnie de claies ou de grillages métalliques :

Les substances que l'on desséche à l'étuve, perdant moins facilement leur humidité que celles qu'on met au séchoir, devront être convenablement divisées. Les bois seront fendus ; les racines coupées transversalement en tranches minces (rouelles) que l'on étale sur les claies ou bien que l'on enfile en chapelet et que l'on suspend au plafond. Les fruits charnus sont également coupés en morceaux ; il en est de même pour les bulbes ;

Conservation des médicaments. — La conservation des espèces minérales ne demande pas de précaution autre que celle de tenir a l'abri de l'humidité celles qui sont déliquescentes ; et de conserver en lieu frais et dans des vases bien bouchés celles qui sont volatiles.

La conservation des substances végétales exige un peu plus de soins : nous venons de voir comment on pouvait en conserver quelques-unes à l'état frais pen-

dant un certain temps. Une fois qu'elles ont été desséchées, la conservation est beaucoup plus facile. Elles
peuvent cependant se *décolorer* sous l'action de la lumière (fleurs et feuilles) subir une sorte de fermentation sous l'influence de l'humidité, se couvrir *de
moisissures* : Les racines sont en outre sujettes à se
piquer et à devenir la proie de certains insectes.

On évite ces causes d'altération en conservant les
substances végétales à l'abri de la *lumière* de l'*humidité* et du *renouvellement de l'air*, on les enferme soit
dans de grandes caisses en bois, peintes et garnies à
l'intérieur de papier, soit dans des bocaux, ou des boi-
tes en fer blanc.

Pour les substances exotiques on utilise la compression toutes les fois que cela est possible, c'est ainsi
que les feuilles de *capillaire du Canada*, de *matico*, sont
comprimées à la presse hydraulique et découpées ensuite en petites briquettes.

Concassation. Pulvérisation. — Toutes les substances,
quelle que soit leur origine, doivent être réduites en
parties plus ou moins tenues, soit pour servir à la préparation des médicaments, soit pour être administrées
au malade (voir Poudres.)

La *Concassation* est le premier degré de la *Pulvérisation;* elle consiste à diviser la substance en fragments de grosseur variable mais cependant assez
volumineux pour pouvoir toujours être saisis avec les
doigts. Les procédés que l'on emploie varient suivant
la nature de la substance à diviser.

Pour les plantes fraîches dont le tissu présente une
certaine souplesse, on opère la section au moyen
d'un *couteau* ou d'un *coupe-racine* (*racine de guimauve,
rhizôme de réglisse*).

Lorsque le tissu est plus dur, plus résistant, on a
recours à la rasion, au moyen d'une râpe ; c'est ainsi

que l'on prépare les pulpes de pommes de terre et de carottes (voir pulpes).

Les plantes fraîches molles (tiges herbacées, feuilles) qui ne peuvent être ni *sectionnées* ni *râpées* sont *contusées* dans un mortier en marbre au moyen d'un pilon de bois ; elles sont dilacérées et réduites en pâte (*pulpe*). On opère ainsi pour la préparation des sucs (voir sucs).

Lorsque les substances sont *sèches* les modes de division sont plus nombreux. Pour les substances *minérales* on a recours à la concassation dans un mortier métallique ; mais on s'en tient rarement à cette première opération ; la concassation n'est que le commencement de la pulvérisation.

Pour les substances *végétales* dont le tissu est sec et résistant (bois de gaïac, semences de noix vomiques) on a recours à la *râpe* ou bien au *rabot* (bois de *quassia* de *sassafras*).

On prépare également des poudres métalliques grossières au moyen de la *lime* (limaille de fer, de zinc).

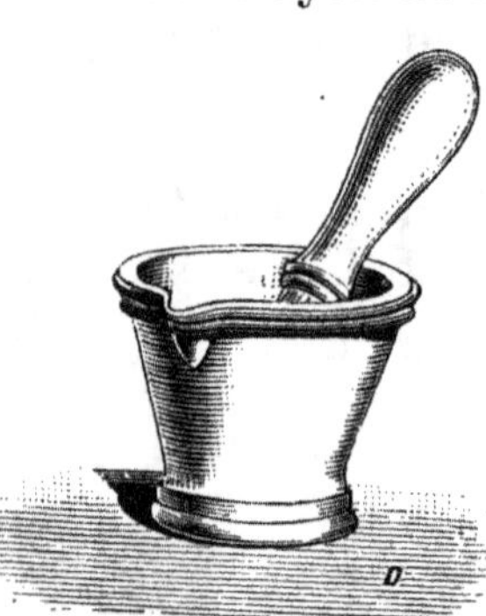

Fig. 1
Mortier en porcelaine.

La pulvérisation n'est, en réalité, qu'une *concassation* beaucoup plus parfaite, la matière pulvérisée doit être, en effet, divisée en particules assez fines pour ne pas pouvoir être isolées et prises à la main (impalpables). On effectue la pulvérisation au moyen d'appareils variés et dont le choix est déterminé par la nature de la substance. Le plus fréquemment employé de ces appareils est le mortier qui est, soit en marbre, soit en porcelaine (fig. 1) soit en biscuit (fig. 2), ou soit en fer. La pulvérisation au moyen de cet appareil s'effectue par *contusion* par *trituration.*

La contusion consiste à frapper en laissant tomber verticalement le pilon sur les substances placées dans le mortier.

On se sert de pilons en bois dur avec les mortiers de marbre ou de biscuit et de pilons métalliques avec les mortiers de même nature. Suivant le poids du pilon on se contente

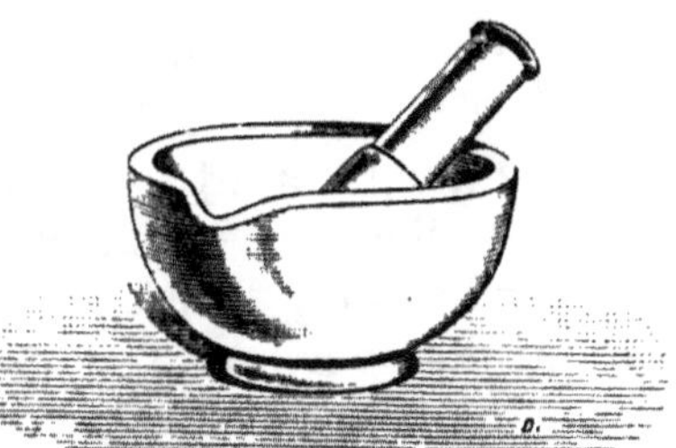

Fig. 2. — Mortier en biscuit.

de le soulever ou, au contraire, on lui communique une certaine impulsion en le laissant tomber. On pulvérise ainsi les sels chimiques, et les substances végétales préalablement bien desséchées.

La *trituration* est un mode de pulvérisation qui consiste à comprimer fortement la substance entre le pilon et le mortier en même temps qu'on lui imprime un mouvement de rotation.

On applique ce procédé aux substances qui se ramollissent sous l'action de la chaleur que développe la contusion.

On pulvérise ainsi les *résines* et les *gommes-résines.*

Certaines substances ne peuvent même pas être pulvérisées directement il faut avoir recours à la pulvérisation par intermède. On les mélange avec une autre substance qui se pulvérise facilement et qu'on sépare ensuite au moyen d'un véhicule approprié. C'est ainsi que pour réduire en poudre les feuilles d'or, d'étain ou les triture avec du sucre ou du sel marin ; que l'on enlève ensuite par un traitement à l'eau.

Les substances molles telles que la vanille, la noix muscade, les semences huileuses ne se pulvérisent bien que mélangées avec du sucre (qu'on ne sépare pas ensuite).

Certaines substances très friables sont pulvérisées par frottement, par exemple le carbonate de magnésie que l'on réduit en poudre en le frottant sur un tamis de crin.

On utilise la mouture pour certaines graines oléagineuses, telles que les graines de lin, de moutarde. La pulvérisation en grand est souvent effectuée au moyen d'appareils spéciaux (*meules, moulins, cylindres*, etc.)

La Porphyrisation est une opération qui a pour but de pulvériser très finement des substances minérales en les broyant par trituration et compression entre un pilon à large tête plate (molette) et une plaque nommée porphyre : Cette plaque est en marbre, en verre ou en pierre très dure, la molette est de même nature ; la porphyrisation est effectuée en mouillant les substances avec un véhicule convenablement choisi : (Eau, alcool, huile) de manière à les convertir en pâte, ce qui facilite l'opération.

La porphyrisation donne des poudres plus ténues que les autres procédés. On l'utilise particulièrement pour les substances minérales (oxydes de mercure, de zinc, etc.,) destinées à la préparation des pommades antiophtalmiques.

On obtient enfin des poudres *très fines* au moyen de réactions chimiques ; ces poudres sont désignées sous le nom de poudres obtenues par précipitation : L'*oxyde jaune de mercure* est obtenu en précipitant une solution de bichlorure de mercure par une autre de potasse caustique. Le *chlorure mercureux* désigné sous le nom de *précipité blanc* est obtenu en traitant une dissolution d'*azotate mercureux* par *l'acide chlorhydrique*.

On obtient également des corps pulvérisés par *volatilisation* : par exemple le *chlorure mercureux*, ou *calomel* que l'on obtient en volatilisant le sel déjà formé et en le faisant condenser dans une enceinte assez vaste pour qu'il prenne la forme solide avant de toucher les parois. Le fer obtenu par réduction du peroxyde de fer au moyen de l'hydrogène est un autre exemple d'obtention de poudre par procédé chimique.

Tamisage. — Quel que soit le procédé adopté pour la pulvérisation il est toujours nécessaire que la poudre obtenue soit constituée par des grains de grosseur uniforme. Pour séparer les parties les moins ténues on a recours au tamisage. Cette opération consiste à faire passer la poudre à travers les mailles d'un tissu métallique ou végétal fortement tendu sur un cadre en bois. Cet instrument porte le nom de *tamis* lorsqu'il est découvert et de *tambour* lorsqu'il est muni d'un couvercle et d'un récipient destiné à recevoir la poudre tamisée. L'écartement des mailles du tamis limite la grosseur maximum des grains de poudre qui les traversent. Les tissus qui servent à confectionner les toiles des tamis sont constitués soit par des fils métalliques : (*fer, fer étamé, cuivre*), ou par du *crin*, *du lin*, de *la soie* ; cette dernière substance donne les tissus les plus fins.

Les tamis sont désignés par des numéros qui indiquent le nombre de mailles contenues dans un pouce (27 millimètres.) Les toiles de *laiton* et de *soie* donnent des tissus à mailles très régulières et permettent d'obtenir des poudres de grains uniformes. Les tamis de soie qui sont très employés sont encore désignés dans le commerce de la manière suivante :

N°	00	140	mailles au pouce ou 27 mm.
N°	0	120	»
N°	1	100	»
N°	2	90	»
N°	3	80	»

etc.

Le crin fournit des tissus bien moins réguliers et désignés suivant leur finesse par les numéros 1-2-3. Les tissus métalliques (fer et fer étamés) sont très lâches, l'écartement des mailles est souvent assez considérable et l'instrument porte le nom de *crible*; il n'est par destiné à fournir des poudres; mais plutôt à séparer les poussières des corps non pulvérisés ou à retenir les parties trop volumineuses lorsqu'on fait des *concassations* (voir page 15).

Granuler une substance c'est la réduire en grains d'une grosseur *uniforme et déterminée*. On fait usage de deux tamis. Le premier est formé par le tissu le plus lâche qui limite la grosseur *maximum* des grains qui le traversent. La poudre recueillie est ensuite passée sur un autre tamis plus fin, qui sépare les poussières; l'écartement des mailles de ce second tamis limite la grosseur *minimum* des grains qui ne peuvent les traverser et ce qui reste dessus constitue la poudre granulée.

La pulvérisation n'est pas toujours une opération purement mécanique, elle demande parfois à être surveillée avec intelligence. Lorsqu'il s'agit de substance de nature et de texture homogène (camphre, résines, sels chimiques), on pousse la pulvérisation aussi loin que possible. Mais si la substance à pulvériser n'est pas homogène, les parties les plus friables se réduisent en poudre avant les autres; ces parties sont souvent celles qui renferment la plus grande proportion de principe actif (racine d'ipécacuanha). La pulvérisation constitue donc un moyen de les isoler, et si elle est suspendue à temps, la poudre sera plus active que la substance d'où elle provient. Ainsi pour l'ipéca que nous venons de citer le Codex fait arrêter la pulvérisation au moment où l'on a recueilli les 3/4 en poids de la racine introduite dans le mortier. Le Codex de 1884 ne fait cette réserve que pour l'ipéca ; pour toutes les autres substances il fait pousser la pulvérisation aussi loin que possible. Le Codex de 1866 faisait arrêter la pulvérisation lorsqu'on avait obtenu les 3/4 des poudres *d'ipéca*, *belladone*, *ciguë*, *jusquiame*, *digitale*. *stramonium* et les auteurs de cette édition avaient raison.

Mélange. — Cette opération consiste à réunir ensemble des substances ayant les mêmes propriétés physiques : elle est applicable aux *liquides* et aux *solides*. Dans ce dernier cas les substances doivent être divisées en fragments de grosseur uniforme autant que possible. Le mélange des liquides s'effectue tout simplement en les versant l'un après l'autre dans le flacon et en agitant jusqu'à ce que les *stries* produites aient disparu (glycérine et eau) ; celui des poudres nécessite l'emploi d'un mortier ; on opère par *trituration*. Le mélange donne une poudre composée (voir ce mot). Pour que cette poudre soit bien homogène il est nécessaire que toutes les poudres qui la constituent présentent le même degré de ténuité. Le mélange étant effectué on *tamise* la poudre obtenue afin de la rendre encore plus homogène et de lui rendre la légèreté que la trituration lui a fait perdre.

Lotion ou *lavage*. — Cette opération a pour but de purifier une substance en la débarrassant au moyen de l'eau ou d'un autre véhicule des matières étrangères avec lesquelles elle se trouve mélangée. Le lavage peut être une opération purement *mécanique*. Tel est le cas du lavage des racines avec de l'eau afin de les débarrasser de la terre qui les souille ; mais il peut devenir et constitue du reste souvent une *opération physique* lorsque la substance étrangère est soluble dans le véhicule qui sert à pratiquer le lavage ; tel est le cas du lavage des précipités chimiques. Le véhicule employé est le plus souvent l'eau (froide ou chaude) ; mais il peut aussi être constitué par de l'alcool, de l'éther, des hydrocarbures liquides. On réserve parfois le mot *lotion* au lieu de *lavage* lorsque la substance à enlever est soluble dans le véhicule employé ; mais dans la pratique on se sert indifféremment des deux mots. Le lavage des corps chimiques, obtenus par double décomposition demande à être fait avec soin ; on le pratique par *décantation, affusion* et *filtration*.

On exécute le lavage par *décantation* toutes les fois que le corps à purifier est très dense et se rassemble facilement au fond du vase (bi-iodure de mercure). Le lavage par *décantation* n'est souvent que le premier temps de l'opération suivante.

Lavage par *affusion* et *filtration* : On le pratique toutes les fois que le précipité est trop léger pour se déposer rapidement au fond du vase, ou pour achever un lavage commencé par décantation. Il consiste à verser le liquide et le précipité tenu en suspension, dans un filtre en papier étalé dans un entonnoir en verre. On doit se servir d'un *filtre sans plis* afin de pouvoir atteindre facilement par l'affusion d'eau toutes les parties du précipité déposées sur le filtre. On laisse écouler tout le liquide, puis on procède au lavage. Pour que cette opération soit bien faite et avec le moins de liquide possible (ce qui est important lorsqu'on opère avec de l'alcool par exemple), il faut attendre que le filtre soit *complètement vide avant de faire une nouvelle affusion de liquide*. En opérant ainsi on évite de mélanger le liquide qui sert au lavage avec celui qui pourrait rester encore sur le filtre et qui est déjà chargé du corps que l'on doit enlever ; car dans le lavage par affusion et filtration les impuretés doivent toujours être solubles dans le véhicule employé.

Le lavage est terminé lorsque les dernières gouttes de liquide qui s'écoulent de l'entonnoir ne donnent plus les réactions du corps étranger qu'il s'agissait d'enlever. Pour faciliter le lavage on le pratique souvent avec des liquides chauds. Lorsque le précipité recueilli sur le filtre a été bien lavé on laisse égoutter ; puis on retire le filtre de l'entonnoir, on l'étale sur plusieurs doubles de papier non collé qui absorbe encore du liquide et on laisse sécher, soit à air libre, soit à l'étuve. Après dessiccation le précipité est détaché du papier, *pulvérisé*, et *tamisé*. Parfois on le conserve sous forme de *trochisques*. On désigne ainsi des petits cônes d'environ un centimètre de base sur un centimètre et demi de hauteur. On les obtient en plaçant le précipité encore humide dans un entonnoir à douille courte et assez étroite. La pâte doit être assez épaisse pour ne pouvoir s'écouler qu'à l'aide d'une légère secousse, et la petite quantité qui s'écoule à chaque fois tombant d'assez haut sur une plaque de verre s'y fixe en prenant la forme que nous avons mentionnée et qu'elle conserve après dessiccation.

Filtration et *clarification*. — La *filtration* dont nous venons de parler est une opération qui consiste à séparer un liquide des corps solides qu'il tient *en suspension*. Dans le lavage de précipité c'était le corps solide que l'on devait conserver ; dans la *filtration* proprement dite le but est tout autre ; on conserve le liquide auquel on veut donner une limpidité aussi grande que possible.

La filtration s'exécute en faisant passer le liquide à travers une substance poreuse qui retient mécaniquement tous les corps en suspension ; elle sera d'autant plus parfaite que le tissu de la substance filtrante sera plus *dense* et plus *serré*.

Pour la filtration des produits pharmaceutiques

on se sert d'étoffes en laine plucheuse et épaisse (blanchets), où de feutres (chausses) et surtout de papier *non collé* dont la pâte est plus ou moins serrée. Pour les huiles, les essences, les sirops, on emploie du papier épais à pâte spongieuse. Pour les liquides aqueux et alcooliques on fait usage de papier mince et à pâte fine.

Le filtre doit être plissé et lorsqu'il est placé dans

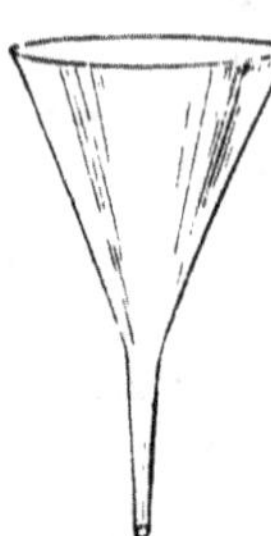

Fig. 3
Entonnoir.

l'entonnoir ne le toucher que par le bord des plis; la surface filtrante est alors beaucoup grande que dans le filtre sans plis dont nous avons parlé et qui sert au lavage des précipités et le débit est bien plus rapide. On doit enfoncer le filtre assez profondément dans l'entonnoir de manière à ce que la pointe pénètre dans la douille et soit assez soutenue pour ne pas se déchirer sous le poids du liquide. On peut aussi doubler le papier du filtre à cet endroit afin qu'il présente une résistance plus grande ou bien faire une ligature avec un gros fil.

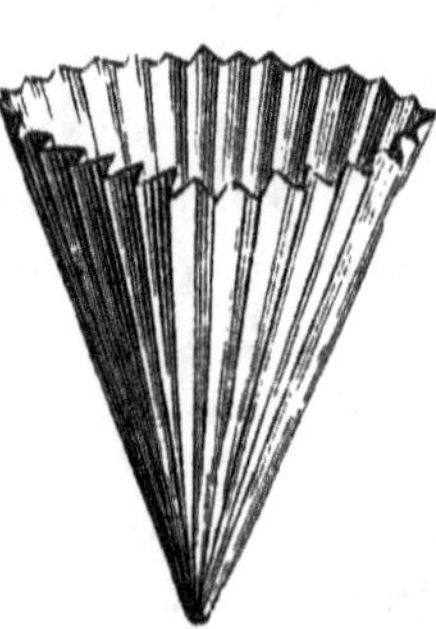

Fig. 4. — Filtre plissé.

On filtre quelquefois du liquide sur du coton (coton hydrophile) dont on place une boulette à l'entrée de la douille de l'entonnoir. Ce procédé ne donne que de médiocres résultats; car la surface filtrante est très petite et si l'on veut obtenir des liquides limpides il est nécessaire de comprimer assez fortement le coton; la filtration s'opère alors très lentement, beaucoup plus lentement qu'avec du papier. La filtration au coton ne présente des avantages que dans un seul cas; c'est lorsqu'un liquide *déjà limpide* tient en suspension des *corps étrangers assez volumineux*. On peut alors le filtrer sur une boulette de coton *non comprimée* : le passage du liquide s'effectue rapidement et les corps étrangers sont séparés.

Lorsqu'on veut se servir de tissus de laine ou de feutre, on les place dans un entonnoir en les disposant comme un filtre sans plis ou bien on les tend sur un cadre en bois portant aux angles des pointes avec lesquelles on fixe le tissu découpé en carré et muni d'attaches (*étamine-*

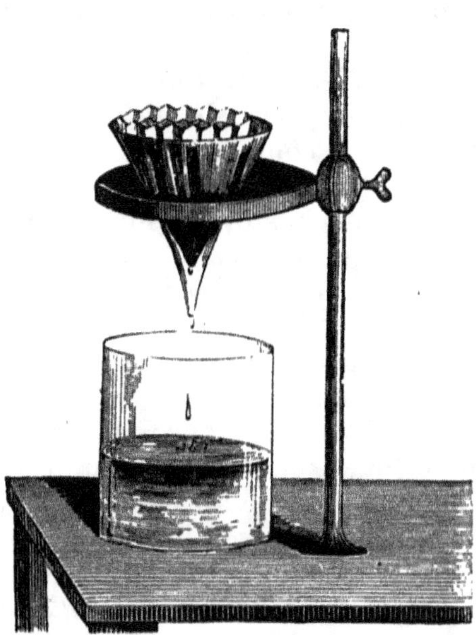

Fig. 5. — Filtre sur son support.

blanchet) ou bien on confectionne des poches coniques que l'on suspend à un cadre spécial et dans lesquelles on verse le liquide à filtrer. Cette disposition est très avantageuse, elle supprime l'emploi de l'entonnoir et permet d'opérer en une seule fois sur une quantité souvent considérable (8 à 10 litres) de liquide.

La filtration sur les tissus spongieux (*étamines, chausses*) ne donne des liquides limpides que si les corps qu'ils contiennent en suspension peuvent venir s'appliquer contre les parois du tissu et constituer eux-mêmes une couche filtrante dont l'épaisseur va en augmentant à mesure que la quantité de liquide filtrée est elle-même plus considérable. Les premières portions filtrées sont toujours un peu troubles, il faut les passer de nouveau. Ce genre de filtration est surtout utilisé pour les sirops et les liquides aqueux, d'origine végétale : tels que les *sucs*, les *décoctions*, etc., etc. Ces liquides sont toujours troubles et contiennent en suspension assez de matières étrangères pour tapisser l'étoffe et constituer la couche filtrante dont nous avons parlé. Avant de les passer à la chausse on les soumet du reste, le plus souvent, à une *clarification* préalable par *coagulation des matières albuminoïdes* qu'ils peuvent renfermer, ou qu'on y introduit artificiellement.

Les sucs végétaux (sucs d'herbes) renferment de l'albumine. Lorsqu'on les a préparés par *contusion* et *expression* (voir à sucs) ils sont très troubles et tiennent en suspension de nombreux corps étrangers. La filtration, même au papier, ne donne que des résultats peu satisfaisants ; elle est fort longue et ne permet de retirer qu'une petite quantité de liquide. On a recours à la *clarification* par *coagulation*. Le suc renferme, avons-nous dit, de l'albumine végétale ; en le chauffant vers 75 à 80 degrés on détermine la coagulation de cette albumine ; elle forme un réseau qui englobe tous les corps en suspension puis se rétracte en un coagulum qui nage dans un liquide transparent : on sépare alors par filtration à l'étamine ou à la chausse. Le liquide ainsi obtenu par *filtration* après *clarification par coagulation* est parfaitement limpide ; mais il est peu coloré, cela tient à ce que l'albumine végétale en se coagulant a entraîné avec elle la *chlorophylle* et peut-être aussi d'autres principes qui peuvent n'être pas dépourvus d'activité. Il en résulte que la *clarification* par *coagulation* peut, dans certains cas, donner des médicaments moins actifs que ceux qui sont obtenus par simple filtration.

Le mode de clarification dont nous venons de parler ne semble, au premier abord, applicable qu'aux sucs qui contiennent de l'albumine végétale ; mais on l'utilise pour tout autre liquide en introduisant dans ce liquide de l'albumine animale (blanc d'œuf). C'est le procédé de clarification à l'albumine que l'on utilise pour la préparation des sirops faits avec les infusions ou décoctions médicamenteuses, lesquelles ne renferment plus d'albumine végétale (voir sirops). Cette clarification au blanc d'œuf s'effectue de deux manières :

1° On délaye les blancs d'œufs dans une petite quantité d'eau, puis on mélange au liquide que l'on veut clarifier. On chauffe d'abord lentement et sans remuer de manière à atteindre le point de coagulation de l'albumine, on chauffe ensuite plus fort de manière à condenser le coagulum formé et lorsqu'il est devenu bien dense et que le liquide commence à entrer en ébullition on passe à la chausse. Si l'on entretenait trop longtemps le liquide à l'ébullition, avant de passer, le coagulum serait divisé et la filtration à la chausse ne donnerait pas un liquide aussi limpide ;

2° Lorsque le liquide à clarifier n'est pas très trouble on peut, lorsqu'il est en pleine ébullition, y verser les blancs d'œufs préalablement *battus en neige* avec un peu d'eau, brasser fortement et passer après quelques instants de contact.

Lorsqu'il s'agit de *sucs de fruits acides : groseilles, cerises* on a recours à la clarification par *fermentation*. Le suc étant obtenu (voir à sucs), on le laisse en repos dans un endroit dont la température est suffisamment élevée pour que la fermentation puisse s'établir. Il se forme une écume épaisse (chapeau) qui entraîne avec elle toutes les impuretés et surnage le suc devenu limpide. On passe à la chausse.

Solution, dissolution. — Si l'on considère le cas le plus fréquent, la solution consiste dans la liquéfaction d'un corps solide mis en contact avec un liquide qui prend le nom de dissolvant. Mais le phénomène est beaucoup plus général.

On peut en effet dissoudre :

Deux *liquides* l'un par l'autre...	*Alcool* et *Ether.*
Un *solide* dans un *liquide*.......	*Sucre* et *Eau.*
Deux *solides* l'un par l'autre.....	*Iode* et *Vaseline.*
Un *gaz* dans un *liquide*..........	*Acide Chlorhydrique* et *Eau.*

D'où cette autre définition :

La *solution* consiste dans l'union molécule à molécule d'un ou plusieurs corps doués de propriétés physiques différentes ; mais présentant entre eux une certaine anologie de constitution.

Le *mélange* dont nous avons parlé est l'union *particule à particule* de corps ne présentant entre eux aucune analogie de constitution.

Dans le langage courant on emploie indifféremment les deux mots *solution* et *dissolution* ils désignent cependant deux phénomènes bien différents.

Le mot *solution* ne désigne qu'un *phénomène physique* : le corps dissous n'éprouve aucune modification et peut être retiré intact par évaporation du dissolvant (iodure de potassium et eau).

Le mot *dissolution* implique l'idée d'un *phénomène chimique*. Le corps dissous est plus ou moins profondément modifié et l'évaporation du dissolvant isole un corps nouveau jouissant de propriétés toutes autres que celles des corps primitifs : *acide sulfurique* et *cuivre* : après dissolution on retire du *sulfate de cuivre*.

La *solution* est généralement accompagnée d'un abaissement de température : *la dissolution* présente le phénomène inverse.

Les circonstances qui favorisent la rapidité de la solution sont assez nombreuses. En premier lieu il faut citer l'élévation de température, qui agit en dilatant les molécules ; cette action, adjuvante, lorsque l'un des deux corps est solide, devient indispensable lorsque les deux substances sont solides par exemple *camphre* et *axonge*. L'élévation de température empêche, au contraire, la solution, lorsque l'un des corps est gazeux. La force élastique des gaz qui est antagoniste de la force de dissolution s'accroît, en effet, avec la température. A l'ébullition, un corps liquide ne retient plus de gaz. La *division* des corps solides et *l'agitation* du mélange favorisent encore la rapidité de la dissolution.

Lorsque le corps est *très soluble* : *iodure de potassium et eau*, il suffit de mélanger et d'agiter jusqu'à disparition des stries ; mais il y a toujours une limite à la dissolution, et si l'on ajoute une quantité croissante d'iodure de potassium dans un poids déterminé d'eau, il arrivera un moment où le sel ne disparaîtra plus et conservera sa forme solide ; on a alors atteint la limite de solution et le liquide est dit *saturé* : cette limite de solution désignée sous le nom de : « *Coefficient de solubilité* » des corps, varie suivant la nature du dissolvant ; et pour le même dissolvant elle varie suivant la température ; et croît généralement avec elle.

Lorsque le corps est *peu soluble*, dans le véhicule, *chlorate de potasse* et *eau* : on a recours à un artifice favorisant la dissolution ; par exemple, *la division du corps* : on place le sel dans un mortier et on le triture avec une petite quantité de dissolvant, on fait écouler le liquide saturé et on le remplace par d'autre, la dissolution doublement favorisée par la *division* du corps et la *trituration* s'effectue assez rapidement.

On a parfois recours à un autre artifice qui consiste à dissoudre d'abord la substance en faisant usage d'un dissolvant dans lequel elle est très soluble, puis en mélangeant ensuite au véhicule proprement dit. Soit par exemple à dissoudre 1 gramme de codéine dans 1000 grammes de sirop simple, on commence par dissoudre la codéine dans 20 grammes d'alcool et on mélange cette solution au sirop.

On peut employer l'action de la chaleur pour favoriser la dissolution, mais il faut bien veiller à ce que la quantité du corps solide à dissoudre ne dépasse pas le coefficient de solubilité dans le liquide refroidi, soit par exemple à préparer une dissolution d'acide borique à 40 gr. pour 1000 ; c'est-à-dire en proportion telle que la dissolution soit saturée à la température ordinaire. On peut faire chauffer l'acide borique avec 3 à 400 gram. d'eau et la dissolution effectuée ajouter le reste de l'eau. La durée de l'opération est abrégée ; mais si l'on veut agir de même pour dissoudre 60 gr. d'acide borique dans un litre d'eau ; la dissolution s'effectuera d'abord très bien, et se maintiendra aussi longtemps que le liquide sera chaud, puis à mesure qu'il se refroidira, l'acide en excès sur la solubilité correspondante à la température, déposera et cristallisera.

Il est donc très important que le médecin et le pharmacien connaissent bien la solubilité des corps employés ; le premier, afin de ne pas en indiquer une quantité trop considérable, par rapport au véhicule, et le second pour ne pas employer inconsidérément l'action de la chaleur et délivrer une préparation liquide, qui se troublera et cristallisera chez le malade.

La connaissance des coefficients de solubilité est donc très importante c'est ce qui nous engage à indiquer ceux des substances les plus employées ; et cela dans divers véhicules : la température étant de 15 degrés : au-dessous la solubilité est diminuée, elle s'accroît dans le cas contraire.

Dans le tableau suivant le mot *soluble* ou *très soluble* mis à la place d'un chiffre, indique que la substance est soluble dans le véhicule à la dose thérapeutique usuelle.

NOMS	PROPORTION pour 100 de principe actif	UNE PARTIE EST SOLUBLE DANS				
		Eau	Alcool à 90	Ether	Chloroforme	Glycérine
Acétate de morphine...	80	très soluble	très soluble		60	5
— de plomb (neutre).		1.7	8			5
— de potasse...		deliques.	soluble			très soluble
— de soude...		3	6			
Acétone...		tout. prop.	tout. prop.			tout. prop.
Acide arsénieux (opaq.).		80	141			5
— benzoïque...		400	2.5	3.5		10
— borique...		25	16			8
— chromique...		deliques.	incompatible ; décomp. le véhicule avec explos.			
— citrique...		1	2	4.5		tout prop.
— phénique...		17	tout. prop.	tout. prop.		très soluble
— picrique...		90	soluble	soluble		soluble
— pyrogallique...		2.50	très soluble	très soluble		très soluble
— salicylique...		500	2.5	2		
— tartrique...		1	2.50			tout. prop
— valérianique...		35	tout. prop.			
Aconitine...			soluble	soluble	très soluble	
Apomorphine...		soluble	soluble	soluble	comp. sol.	soluble
Arséniate ferreux...	61.5	insoluble	insoluble	insoluble	insoluble	insoluble
— de potasse (Bi)...	64	très soluble	insoluble			
— de soude...	37	4	60			2
Atropine...		500	8	60		
Azotate d'aconitine...	91	très soluble	soluble			
— d'argent cristallise		1	10			tout. prop.
— de potasse...		4	tr. peu sol.			
— de pilocarpine...	77	8	peu soluble			soluble
— de soude...		1.50	peu soluble			
— de strychnine...	84	90	60		15	25
Benzoate de chaux...	64	20	soluble			
— de lithine...	77	3.5	16			
— de soude...	78	très soluble	peu soluble			
Borate de soude...	36.5	22	insoluble			1.66
Brome...		32	soluble	très soluble	soluble	tout. prop
Bromhydrate d'ammon.	81.6	très soluble				
— de cicutine...	61	2	2			

NOMS	PROPORTION pour 100 de principe actif	UNE PARTIE EST SOLUBLE DANS				
		Eau	Alcool à 90	Ether	Chloroforme	Glycérine
Bromhydrate de morph.	79	25				
— quinine basique...	76,60	60	soluble			
— — neutre....	60	7	très soluble			
Bromure ferreux......		très soluble deliques.				très soluble
— de lithium						très soluble
— de potassium		1.6	peu soluble	insoluble		4
— de sodium.........		1 environ	soluble			très soluble
Brucine		850	très soluble			45
Caféine		100	25	300	10	insoluble
Cantharidine		insoluble	peu soluble	soluble	soluble	5
Carbon. d'ammoniaque.		3.60	insoluble	insoluble		
— de potasse (Bi)....		4				
— de soude (Bi)......		13				12.50
Chloral (hydrate de)...		0.25	très soluble	très soluble	très soluble	très soluble
Chlorate de potasse....		17	peu soluble			30
— de soude.........		3				5
Chlorhydrate d'ammon.		3	9			5
— d'apomorphine....	88	soluble				
— de morphine......	76	20	50			5
— de pilocarpine.....	85	très soluble	soluble			
— de quinine (basiq).	82	25	3		10	soluble
— de quinine (neutre)	90	9	très solub'e			soluble
Chloroforme		100	très soluble	très soluble		insoluble
Chlorure de fer (Per)..		très soluble	très soluble	très soluble	insoluble	tout. prop.
— (Proto).		très soluble	4			
— de mercure (Bi)...		15.5		4		14
— de potassium.....		3				
— de sodium		2.79				5
— de zinc...........		tout. prop	décompose			2
Chromate de pot. (Bi).		10	tout. prop.			décompose
Cicutine ou conicine...		90	140 environ	6	soluble	
Cinchonine...........		2500	insoluble	385	40	200
Citrate de fer ammon.		tout. prop.	très soluble			soluble
Codéine..............		60	tout. prop.	très soluble		tout. prop
Créosote		3 à 400 (Cod.) 100 d'après quelques auteurs.		tout. prop.		tout. prop.
Cyanure mercurique ..		8	20			4
— de potassium.....		très soluble	83			3.5
Digitaline............		à peine sol.	soluble		83	
Ether acétique........		12	tout. prop.	tout. prop.		
— bromhydrique.....		insoluble	très soluble	tout. prop.		
— iodhydrique.......		insoluble	tout. prop	très soluble		
— officinal (sulfur.).		9	tout. prop.			insoluble

NOMS	PROPORTION pour 100 de principe actif	UNE PARTIE EST SOLUBLE DANS				
		Eau	Alcool	Ether	Chloroforme	Glycérine
Glycérine......		tout. prop		insoluble	insoluble	
— de soude..........						
Hyoscyamine.........•		soluble	soluble	soluble		soluble
Hypophosph. de chaux.		6				
— de soude..........		2	15			
Hyposulfite de soude...		0.6	insoluble			
Iode......... ....•		7.000	12	20	20	53
Iodoforme... ....•			80	6	soluble	
Iodure d'ammonium ..		très soluble	soluble			
— fer...............		très soluble				
— mercurique		25.000	soluble	soluble		
— potassium..........		0.80	18			2.50
— sodium...........		très soluble				
Lactate de chaux........		10	à peine sol.	insoluble		
— de fer.............		48				6 25
— de quin. (basique).	72.6	12	très soluble	presq. ins.		
— de quinine (neutre).	78.3	3	très soluble	presq. ins.		
— de zinc.....		58				
Mannite................		7	80	presq. ins.		
Morphine (cristallisée).		1000	40	presq. ins	60	222
Narcéine..............		1285	900	insoluble		
Permanganate de pot.		16	décompose			décompose
Phosphate de potasse..		soluble				
— de soude..........		4				
Pilocarpine............		soluble	soluble		soluble	
Pyroph. de fer cit. am..		très soluble				très soluble
— et de soude.......		très soluble				très soluble
Quinine hydratée......		1700	3	5	7	200
Salicine..............		18	très soluble	insoluble	500	
Salicylate d'atropine...		soluble				
— d'éserine..........		soluble				
— de quinine (basiq.)	68.80	900				
— (neutre.)	54					
— de soude..........		100				
Santonine.............		300	40	70	5	
Strychnine............		7000	120		8	
Sulfate d'alumine......		très soluble				
— et de potasse.		10,5	insoluble	insoluble	insoluble	2.50
— d'atropine..........	85.5	très soluble	peu soluble	à p. p ins.	insoluble	très soluble
— de cuivre ,......		4				3,5
— ferreux...........		2				4
— de magnésie......		1	insoluble			

NOMS	PROPORTION pour 100 de principe actif	UNE PARTIE EST SOLUBLE DANS				
		Eau	Alcool	Ether	Chloro-forme	Glycérine
Sulfate de manganèse..		1				
— de morph. (neutre).	75.2	32	peu soluble			
— de potasse		10	insoluble			
— de quinine (basiq.)	74.31	755	75	insoluble	insoluble	37
— — (neutre).	59.12	11	32			
— de soude..........		2.8	insoluble			0.86
— strychnine........	78.04	1	75			
— de zinc......		0.74	insoluble			0.86
Sulfure de carbone....		soluble	soluble	soluble		
— de potassium (tri).		2				
— de sodium (mono).		très soluble				toutesprop
Tannate de quinine....	20 à 21	peu soluble	très soluble			200
Tannin................		très soluble	soluble	peu soluble		2
Tart. d'antim. et de pot. (émét).		14				18
— bor. pot. (cr. tar. s.)		0.75	15			
— pot. ac. (cr. de tar).		250	insoluble			
— potasse (neutre)..		4				
— de potasse et de fer.		très soluble	insoluble			12.50
— de pot. et de soude (sel de seignette).		12				
Thymol................		333	très soluble	trè soluble		
Valerianate d'ammon.		très soluble	très soluble			
— d'atropine........	70.66	très soluble	soluble	presq. ins.		
— de quinine..	76.06	110	6			
— de zinc............		50				
Vanilline		50	très soluble	très soluble	très soluble	
Veratrine		insoluble	très soluble		très soluble	

Macération. — La solution dont nous venons de parler implique l'idée que le corps est entièrement soluble dans le dissolvant, si toutefois ce dernier est employé en quantité suffisante. Mais si au lieu d'un corps chimique on met une substance d'origine végétale en contact avec de l'eau ce dissolvant lui enlèvera un certain nombre de principes solubles ; mais une partie restera, quelle que soit la quantité de dissolvant employée : une fois que l'eau aura épuisé son action on peut faire agir un autre dissolvant, l'alcool par exemple,

qui à son tour se chargera de certains principes insolubles dans l'eau. Pour retirer des plantes les divers
principes actifs qu'elles renferment, on a recours à un
certain nombre d'opérations pharmaceutiques que
nous allons passer en revue, mais auparavant nous
dirons quelques mots sur le choix de l'eau qui est
à peu près le seul dissolvant employé pour les faire.

Ce choix présente une certaine importance. Une eau
trop calcaire doit être rejetée pour les mêmes raisons
qui la font exclure de l'alimentation. Toute eau qui
fait *mal cuire les légumes* et ne *dissout pas bien le savon*,
est impropre à faire de bonnes tisanes et préparations
pharmaceutiques. Le Codex de 1884 pour éviter un
inconvénient est tombé dans un excès contraire ; il
prescrit l'emploi *de l'eau distillée*. [C'est un véritable
contresens : les tisanes préparées avec de l'eau distillée
présentent un goût *fade* et *désagréable*. Il ne faut pas se
servir d'eau calcaire, mais il faut employer une eau
suffisamment minéralisée et de bonne saveur.

Le choix des vases n'est pas non plus indifférent. Il
faut, pour les opérations dont nous allons parler, faire
usage de vases *en terre* ou *faïence* ou de vases métalliques *mais étamés*, jamais de vases *en fer*. Presque
toutes les substances végétales renferment du *tannin*,
et le liquide résultant des opérations serait *trouble*, de
couleur plus ou *moins noirâtre* et présenterait une *saveur
astringente*, parfois très accentuée ; (il se formerait une
petite quantité d'encre) [1].

La *macération*, dont nous parlerons en premier
lieu est une opération qui a pour but d'enlever à une
substance végétale tous les principes solubles dans

---

[1]. Les opérations dont nous allons parler sont surtout utilisées pour la préparation des sirops et des tisanes ; c'est ce qui
nous permettra dans les descriptions de ne viser souvent que
ce dernier point.

l'eau froide, ou dans tout autre véhicule. Elle consiste à laisser la substance en contact avec le véhicule froid pendant un temps variable ; mais toujours assez long ; de 4 à 12 heures en agitant de temps à autre. Ce mode d'obtention des principes actifs est certainement le meilleur. Le produit obtenu que l'on nomme *macératum ou macéré* représente en quelque sorte le suc même de la plante si celle-ci a été désséchée avec les précautions convenables et renferme encore de l'albumine végétale soluble, si le véhicule employé est l'eau. L'emploi de la macération pour la préparation des tisanes est assez limité, à cause du temps qu'il exige ; on le réserve pour la préparation de tisanes actives (*macéré de digitale*) ou bien pour celles qui jouissent de propriétés très amères (*gentiane, quassia, quinquina*). Afin de faciliter la dissolution dans l'eau des principes actifs des plantes, on devra diviser ces dernières en petits fragments de façon à multiplier les surfaces de contact, les bois (*quassia, sassafras* seront débités en *copeaux* ou en *fraisilles* avec le rabot.

La macération doit être faite dans des vases non métalliques et munis d'un couvercle. Le *macéré* est *toujours limpide* et reste tel assez longtemps [1] : ce caractère le distingue du produit des opérations suivantes :

La *macération* peut être pratiquée avec des liquides autres que l'eau ; par exemple, l'*alcool*, l'*éther*, le *vin*, etc.

Toutes les *teintures* et les *vins médicinaux* sont en effet obtenus par macération. Si le liquide est volatil ou facilement altérable on effectue l'opération en vase

---

1. Lorsque le macéré est préparé avec des substances végétales bien desséchées, il peut donner lieu à la formation d'un léger coagulum lorsqu'on le porte à l'ébullition. Ce coagulum est constitué par l'albumine végétale.

clos ; cette précaution est d'autant plus indispensable que le contact doit être prolongé longtemps ; 10 jours en moyenne, lorsqu'il faut obtenir des macérés très chargés de principes médicamenteux. Souvent il est nécessaire d'épuiser une plante par macération en employant le moins possible de véhicule (par exemple dans la préparation des extraits) ou bien une quantité rigoureusement déterminée (teintures) pour atteindre ce but, au lieu de laisser simplement le véhicule et le dissolvant en contact dans un vase fermé, on a recours à une méthode connue sous le nom de *lixiviation* ou *déplacement*. Ce procédé indiqué en 1816 par Payen et Robiquet, a été introduit dans la pratique pharmaceutique par Boullay en 1833.

Voici en quoi il consiste : la substance convenablement divisée et pulvérisée est placée dans une allonge en verre, ou en métal munie d'un robinet à la partie inférieure (fig. 6). La substance ne doit remplir que le tiers de l'appareil on la tasse modérément et on la recouvre avec une rondelle de feutre ou une plaque métallique percée de trous, destinées à empêcher que la poudre ne surnage et ne se mélange au liquide lorsqu'on le versera dans l'appareil. Le robinet étant ouvert on verse une partie du liquide avec précaution et en quantité seulement suffisante pour imbiber la substance. Il descend lentement en la pénétrant et lorsqu'il atteint le tubulure

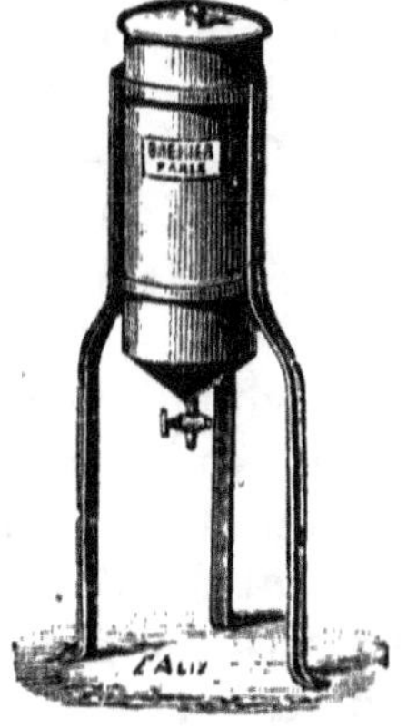

Fig. 6. — Appareil à déplacement.

de l'appareil et commence à s'écouler, on ferme le robinet et on laisse en contact pendant un certain temps, 24 heures en moyenne. On ouvre alors lentement le robinet, de façon à permettre l'écoulement goutte à goutte du liquide très chargé de principes solubles et en même temps on verse dans l'appareil le reste du liquide. Celui-ci pénètre à son tour la poudre, chassant devant lui les portions saturées et se chargeant à son tour de principes solubles. Si l'opération est bien conduite la substance sera entièrement épuisée de ses principes solubles souvent même avant que l'on ait employé tout le liquide. La lixiviation ne s'effectue pas bien avec l'eau : les substances végétales se gonflent trop facilement; elles se compriment et par suite l'écoulement s'arrête. Mais ce procédé présente de grands avantages avec *l'alcool* et *surtout l'éther, le chloroforme;* il n'y a que perte insignifiante de dissolvant : et une fois la quantité prescrite employée, on peut en versant de l'eau dans l'appareil *déplacer* et *chasser* ce qui imprégnait encore la plante : l'eau en effet pousse devant elle l'alcool et surtout l'éther, et de cette manière on recueille tout ce qui a été introduit dans l'appareil.

Infusion. — Si au lieu *d'eau froide* on se sert d'eau *bouillante* au lieu d'une *macération* on fait une *infusion.* Le produit obtenu se nomme *infusum* ou *infusé.* L'*infusion* consiste donc à laisser une substance végétale en contact avec l'eau chaude pendant un temps déterminé, qui varie de 10 à 30 minutes. Cette opération comme les suivantes n'est effectuée qu'avec de l'eau ; les autres véhicules dont nous avons parlé pour la macération étant trop volatils. Il faut, pour toutes ces opérations, et nous ne renouvellerons pas cette observation, veiller au choix de l'eau et à celui des vases.

L'infusion peut être faite de deux manières :

1° On fait chauffer de l'eau dans un vase muni d'un couvercle et lorsque cette eau est en ébullition on y projette la substance : on couvre et on soustrait à l'action du feu. On laisse *infuser* pendant le temps nécessaire ;

2° On peut faire bouillir de l'eau dans un vase quelconque puis la verser sur la plante placée préalablement dans un vase spécial muni d'un couvercle et au besoin d'un bec d'écoulement. Ce vase connu sous le nom de théière peut être en *faïence*, *porcelaine* ou *en terre cuite* ; très souvent il est métallique ; mais alors il doit être *poli et brillant* afin de ne se refroidir que *très lentement*. Cette façon d'opérer est préférable à la première : l'infusé ne peut prendre aucune saveur étrangère provenant souvent d'un vase qui a été soumis directement à l'action du feu.

Ce mode d'obtention des liquides médicamenteux et en particulier des tisanes est le plus employé : c'est lui qui donne les liquides les plus suaves et les plus agréables. L'infusé bien préparé renferme les principes aromatiques et volatils des plantes. Ces derniers disparaissent par suite d'une ébullition prolongée. On sait, en effet, que l'infusion de thé constitue un liquide limpide d'une saveur agréable et parfumée : la décoction est plus ou moins louche, de saveur amère et n'est presque plus parfumée.

Un infusé bien préparé doit être limpide et rester tel après refroidissement, ce caractère le différencie du *décocté*.

L'infusion est surtout applicable aux parties de plantes dont le tissu est délicat et se laisse facilement pénétrer par l'eau : par exemple les feuilles, les fleurs et parfois les écorces lorsqu'on a soin de les diviser en fragments très minces.

Digestion. — La digestion n'est autre chose qu'une *infusion prolongée*, on l'emploie toutes les fois que la substance est trop compacte pour céder à l'eau ses principes solubles en employant l'infusion.

Pour faire une *digestion* il faut employer le premier mode de préparation que nous avons indiqué pour l'infusion ; c'est-à-dire projeter la substance dans le vase même où l'on chauffe l'eau et, lorsque celle-ci est en ébullition, couvrir ; seulement au lieu de soustraire complètement le vase à l'action de la chaleur, on la modère de manière à entretenir l'eau à une température voisine de 85 à 90 degrés ; *mais on ne doit pas faire bouillir*.

On peut également placer la substance dans l'eau froide et chauffer jusqu'à ce que l'on ait atteint la température voulue, que l'on entretient alors pendant un temps suffisant. Ce temps sera de 2 à 6 heures : Ce dernier procédé est surtout utilisé lorsqu'on doit faire la digestion à des températures ne dépassant pas 50 à 60 degrés.

On peut également faire des digestions avec des liquides autres que l'eau par exemple l'alcool, l'éther, le chloroforme. On emploie des appareils spéciaux, entièrement clos, et permettant d'épuiser complètement la substance avec une petite quantité de véhicule et une perte minime de ce dernier. Le plus connu de ces appareils est le *digesteur de Payen*.

Le liquide provenant d'une digestion (*digestum* ou *digesté*) est plus chargé de principes solubles qu'un infusé préparé avec la même substance : il peut, suivant la nature de la substance, se troubler ou non par refroidissement.

La digestion, avons-nous dit doit être employée toutes les fois que l'infusion ne suffit pas à épuiser complètement la substance et surtout si cette substance renferme des principes volatils.

Décoction. — Il y a cependant des cas où la digestion ne suffit pas, il est alors nécessaire de soumettre la substance à une *ébullition prolongée* à une *décoction* avec l'eau pour lui enlever tous ses principes actifs. Suivant la nature de la substance on la projette dans l'eau bouillante et on laisse continuer l'ébullition pendant un temps déterminé : ou bien on met d'abord en contact avec l'eau froide pendant quelques heures et on procède ensuite à la décoction. Ce mode d'obtention des liquides médicamenteux (décoction ou décocté) est en principe très défectueux ; il altère, en effet, plus ou moins les éléments solubles et, de plus, fait perdre, du moins en grande partie, les principes *aromatiques et volatils*.

La décoction transforme souvent les principes contenus dans les plantes et l'on doit y avoir recours lorsqu'on veut précisément obtenir ces transformations, c'est, en effet, grâce à la décoction, que l'on peut faire passer dans l'eau les principes amylacés et résineux des plantes. Pour obtenir la tisane d'orge, de gruau, l'infusion et même la digestion seraient insuffisantes ; il faut avoir recours à une *décoction prolongée* pour entraîner *l'amidon* dans les semences de céréales ; *la résine* dans le bois *de gaïac*.

La décoction détermine parfois la formation de principes qui ne préexistaient pas ; par exemple la *gélatine*, qui prend naissance par ébullition prolongée des *tissus osseux* et *cartilagineux* avec l'eau : c'est à la gélatine ainsi formée que la tisane de corne de cerf doit ses propriétés.

La décoction doit, pour ces raisons, être évitée avec soin, dans la préparation de certaines tisanes. La décoction de racine de réglisse est *âcre* et *légèrement amère* tandis que *l'infusion ou la macération sont sucrées et aromatiques*. Même observation pour le *thé et le café*.

En résumé il ne faut avoir recours à la décoction que pour faire passer dans l'eau les principes actifs.

des substances *amylacées*, *mucilagineuses* ou *résineuses*.

Par suite des transformations que la décoction fait subir aux substances végétales ; le décocté se trouble toujours par refroidissement.

Réduction (*évaporation*). — Lorsque l'on prolonge une décoction pendant un certain temps, la quantité de liquide restant dans le vase va sans cesse en diminuant, *le décocté se concentre*, se *réduit* et, parfois même, le liquide est vaporisé avant que l'ébullition n'ait été prolongée le temps nécessaire. Il résulte de ceci que si, dans la préparation d'une tisane, on veut obtenir par exemple un litre de décocté il faut mettre dans le vase une quantité d'eau plus considérable ; un litre et demi, par exemple, ou bien remplacer de temps à autre l'eau qui s'évapore : dans ce cas, il est bon de se servir d'eau chaude afin de ne pas interrompre l'ébullition.

Souvent, on ne remplace pas l'eau évaporée, et l'on se sert de la *réduction* pour obtenir des décoctés plus concentrés et par suite plus actifs ; ainsi dans la préparation de l'apozème d'écorce de racines de grenadier, on fait réduire au tiers.

Lorsqu'un liquide médicamenteux a été obtenu au moyen d'une des opérations dont nous venons de parler on doit encore lui faire subir quelques manipulation soit avant de le transformer soit avant de le présenter au malade. En effet lorsque le liquide vient d'être préparé, il retient en suspension les substances dont il a dissous les principes actifs : il est nécessaire de les séparer.

Décantation. — Très souvent il suffit de laisser un certain temps en repos le vase dans lequel on a fait la préparation ; les substances se déposent au fond, et en inclinant légèrement le vase on fait écouler, on *décante* le liquide qui présente la plupart du temps une limpidité suffisante [1]. Si le liquide ainsi obtenu renferme encore quelques débris végétaux en suspension on le passe à travers un linge fin ; un tissu spongieux (laine ou feutre) et au besoin on le filtre sur du papier.

Les décoctés ne doivent pas être filtrés mais seulement passés à l'étamine ou sur une passoire à toile métallique très fine ; nous avons vu, en effet, que le plus souvent ils ne doivent leurs propriétés qu'à l'amidon et aux corps mucilagineux ou résineux qu'ils tiennent en suspension. La filtration au papier retiendrait ces corps et du reste il ne serait pas toujours possible de la pratiquer : on se contente de les passer sur un linge ; le liquide traverse *trouble* et les particules étrangères sont seules retenues.

La *décantation* ou le *filtrage* sur une étoffe sont les seules opérations que l'on fait subir aux tisanes avant de les administrer au malade, mais lorsque le liquide obtenu est destiné à revêtir d'autres formes pharmaceutiques (*sirops*, *extraits*, etc.) il est nécessaire de lui faire subir encore quelques manipulations.

Il faut d'abord retirer tout le liquide provenant de l'opération, ce qui est inutile pour les tisanes. Si, par exemple il s'agit de préparer du *sirop de chicorée composé*, on commence par faire infuser dans l'eau un certain nombre de substances qui entrent dans la composition de ce sirop ; mais comme il faut obtenir un liquide concentré la proportion d'eau employée est petite et il sera impossible de la retirer par décantation, il faut avoir recours à *l'expression* qui consiste à comprimer plus ou moins fortement les substances de façon à en extraire toute l'eau chargée de principes actifs : cette expression se pratique au moyen d'ap-

____
1. On peut décanter avec un siphon.

pareils spéciaux dont la forme et la puissance sont extrêmement variables depuis la petite *presse à teinture* jusqu'à la *presse hydraulique*. La description de ces appareils ne peut trouver place ici, ils sont du reste suffisamment connus.

Le liquide obtenu par expression est toujours trouble et contient en suspension de nombreux débris végétaux, il faut le clarifier par des moyens appropriés et en rapport avec la forme pharmaceutique qu'il est destiné à constituer.

Evaporation. — La *réduction* dont nous avons parlé plus haut (page 42) et qui est la conséquence de la décoction n'est qu'un cas particulier de l'*évaporation*. Cette dernière opération a pour but de séparer un liquide volatil des substances qu'il tient en dissolution et que l'on veut obtenir parce qu'elles constituent le principe médicamenteux. On ne cherche pas à recueillir le dissolvant si sa valeur est nulle (eau) mais au contraire lorsqu'il s'agit d'alcool, d'éther, de chloroforme, l'évaporation est pratiquée dans des appareils spéciaux qui permettent de conserver ces corps.

L'évaporation est pratiquée soit *à froid* soit *à chaud*.

A froid. — On opère à froid lorsque la quantité de dissolvant est peu considérable et que ce dissolvant est suffisamment volatil. La dessication des plantes au séchoir (voir pag. 12) est une évaporation à froid mais nous avons vu qu'elle ne pouvait être pratiquée avec avantage que si les plantes étaient peu aqueuses et si l'on opérait dans des conditions favorables.

S'il s'agit d'évaporer à froid une solution aqueuse d'une substance organique que la chaleur peut altérer, on versera cette solution dans un vase plat, afin que la surface d'évaporation soit très grande, puis on placera ce vase dans un courant d'air sec.

Evaporation dans le vide. — Malgré les précautions

que nous venons d'indiquer l'évaporation à froid et à
air libre est toujours très lente, et cela tient à ce que la
transformation du liquide en vapeurs n'a lieu que
d'une manière lente et insensible ; on l'active en diminuant la pression ; le vase plat qui contient le liquide
à évaporer est placé dans une enceinte qui renferme
des substances avides d'humidité (chaux, chlorure de
calcium, acide sulfurique) et dans laquelle on peut faire
le vide ou tout au moins diminuer très fortement la
pression. Cette opération est pratiquée avec une machine pneumatique ou beaucoup plus commodément
avec une *trompe*.

L'évaporation à froid et dans le vide est réservée
pour les substances très altérables et elle ne peut être
effectuée que si la quantité de liquide à évaporer est
peu considérable.

A chaud. — Dans presque tous les cas on pratique
l'évaporation à chaud. Dans l'évaporation à froid, soit
à air *libre*, soit dans le *vide*, la transformation du liquide en vapeurs n'a lieu que par la surface et se fait
d'une manière lente et invisible ; dans l'évaporation à
chaud le *vaporisation* peut s'effectuer (suivant la température) par la surface seulement ou par toute la
masse du liquide ; mais elle est toujours active. La vapeur produite est assez abondante pour se condenser
sur place et constituer *le nuage, la buée* qui flotte sur
le liquide [1].

Lorsque le dissolvant n'a pas de valeur (eau) on
place le liquide à évaporer dans des bassines *larges* et

---

1. Le mot *évaporation* sert en physique à désigner le premier
phénomène, la formation lente et invisible de vapeur par la
surface du liquide.

Le mot de *vaporisation* caractérise le second : formation rapide de vapeur dans toute la masse comme cela a lieu pendant
l'ébullition.

peu *profondes* ; on opère dans un *courant d'air* et on *agite sans cesse* ; on chauffe quelquefois à feu nu mais il est préférable de chauffer au *bain-marie* ; c'est-à-dire en plaçant le vase qui renferme le liquide à évaporer, dans un autre rempli d'eau et soumis directement à l'action du feu (fig. 7). Le liquide à évaporer reste toujours à une température un peu inférieure à 100 degrés et n'entre

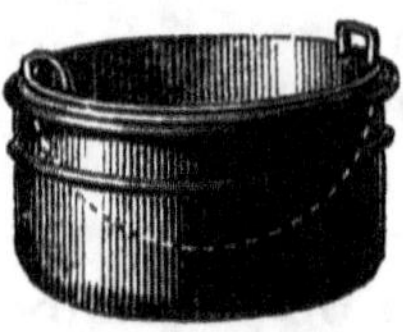

Fig. 7.—Bassine chauffée au bain-marie.

jamais en ébullition. L'évaporation est moins rapide que si elle avait lieu à feu nu ; mais elle se produit dans de meilleures conditions et l'on a moins d'altérations à redouter.

Chaleur et vide. — Pour activer l'évaporation on combine souvent l'action de la chaleur et du vide. Le liquide est contenu dans des appareils spéciaux que l'on chauffe au bain-marie ou à la vapeur, en même temps qu'on y raréfie l'air d'une manière plus ou moins complète. On réunit ainsi tous les avantages de rapidité d'évaporation, en même temps qu'on évite les altérations dues au contact de l'air. Ce mode d'évaporation est surtout utilisé pour la préparation des extraits (voir à extraits).

Distillation. — La distillation est une opération qui a, comme l'évaporation, pour but de séparer un liquide volatil des matières qu'il tient en dissolution ; mais elle en diffère par ce point que c'est le liquide volatil que l'on conserve et qui constitue le principe médicamenteux. Cette opération se pratique dans un appareil bien connu et désigné sous le nom d'*alambic* (fig. 8). La forme, le nombre et la variété de ces appareils sont trop considérables pour que nous puissions les décrire ici. Ils reposent tous sur le même principe et présentent toujours trois pièces principales :

1° La *cucurbite* qui reçoit l'action du feu ; on y place le liquide à distiller, ou bien ce liquide est placé dans

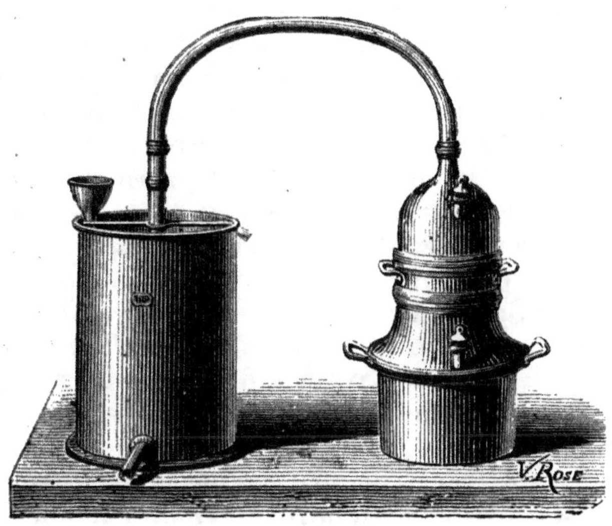

Fig. 8. — Alambic à feu nu.

un bain-marie plongeant jusqu'au fond de la cucurbite ;

2° Le *chapiteau* qui surmonte la cucurbite et constitue une enceinte dans laquelle se réunissent les vapeurs avant de s'engager et d'aller se condenser dans le serpentin ;

3° Le *serpentin* ou *réfrigérant* constitué, ainsi que l'indique son nom, par un long tube de petit diamètre et roulé en spire ; ce tube est plongé dans un grand bac dans lequel circule un courant d'eau froide. Les vapeurs se condensent dans le serpentin et le liquide provenant de leur condensation s'écoule par un bec latéral.

La distillation est souvent utilisée pour pratiquer l'évaporation lorsque le dissolvant présente une certaine valeur commerciale. Ainsi pour préparer la *résine de Jalap*, on traite la *racine* de Jalap par l'alcool et le macéré obtenu est distillé. On recueille l'alcool et dans la cucurbite on trouve la résine.

Liquéfaction et fusion. — Dans l'*évaporation* et la *distillation* on détermine le passage d'un corps de l'*état liquide* à l'*état gazeux* (ou de vapeur), puis on condense ces vapeurs et elles reprennent la forme liquide. On a souvent besoin, dans les opérations pharmaceutiques, de déterminer un autre changement d'état des corps; de faire passer un corps *solide* à l'état *liquide*. Ce phénomène a reçu le nom de *liquéfaction* ou de *fusion* et il nécessite toujours une élévation de température. Lorsque cette élévation est modérée on dit qu'il y a *liquéfaction*, c'est le cas de l'axonge, du beurre de cacao que l'on chauffe pour leur permettre de dissoudre plus facilement certaines substances médicamenteuses. Le mot *fusion* est réservé pour désigner le même phénomène; mais lorsqu'il faut faire intervenir l'action d'une température élevée, par exemple, lorsqu'il s'agit du plomb, du zinc, etc., on dit dans ce cas qu'il y a *fusion ignée*. Tous les corps, ou peu s'en faut, sont susceptibles de l'éprouver si on les porte à une température suffisamment élevée: ceux qui ont résisté jusqu'ici sont désignés sous le nom de « corps réfractaires ».

Le phénomène que l'on désigne sous le nom de « fusion aqueuse » est un peu plus complexe. Il ne peut être observé qu'avec les corps qui renferment de l'eau de cristallisation. Ainsi le borax (borate de soude) chauffé modérément commence par se liquéfier dans son eau de cristallisation (il en contient 10 équivalents), c'est une véritable dissolution; puis, si l'on continue à chauffer on détermine la vaporisation de l'eau, le sel se boursoufle, devient anhydre et il arrive un moment où il éprouve la *fusion ignée* et donne, par refroidissement, un verre translucide.

Sublimation. — Un grand nombre de corps peuvent passer successivement par les trois états physiques : *solide, liquide* et *gazeux*. Lorsque ce phénomène est complet le corps passe d'abord de l'état solide à l'état liquide (*liquéfaction ou fusion*), puis de l'état liquide à l'état gazeux (*vaporisation*). Un certain nombre de substances font exception à cette règle et passent directement de l'état *solide* à l'état *gazeux*, sans devenir liquides. Cette transformation tronquée est désignée sous le nom de *sublimation*. Elle s'effectue soit à la température ordinaire pour certains corps, tels que le *camphre*, l'*iode* (la partie supérieure des flacons dans lesquels on conserve ces substances est, en effet, toujours tapissée de petits cristaux formés par sublimation), soit à l'aide de la chaleur (*bi-chlorure de mercure, sel ammoniac*).

L'eau qui fait exception à presque toutes les lois physiques présente la singularité d'éprouver soit la transformation complète, de passer successivement de l'état solide, à l'état liquide, puis à l'état gazeux ; soit de se *sublimer* : on sait en effet que la glace émet des vapeurs et disparait sans passer par l'état liquide.

Calcination. — Ce mot désigne un ensemble de phénomènes souvent assez complexe qui se passe lorsqu'on soumet à l'action d'une chaleur intense un corps *fusible ou non*, mais susceptible d'éprouver des *transformations chimiques*. La *fusion* est un phénomène *purement physique* ; la calcination est un phénomène à la fois *physique* et *chimique*.

Lorsque la calcination est pratiquée sur un corps de nature minérale, elle lui fait perdre tous ses éléments volatils. C'est ainsi que le *carbonate de chaux* perd son *acide carbonique* et se transforme en chaux caustique. L'alun (sulfate double d'alumine et de potasse) fond d'abord dans son eau de cristallisation (fusion aqueuse)

puis il perd cette eau et devient anhydre (alun calciné).
Si on fait la même opération sur l'alun d'ammoniaque
(sulfate double d'alumine et d'ammoniaque), la chaleur
fait partir successivement l'*eau*, l'*ammoniaque* et l'*acide
sulfurique* et, comme résidu, il ne reste que l'*alumine*.
Si le corps soumis à la *calcination* renferme des éléments organiques, la chaleur les détruit complètement
et souvent donne naissance à un composé nouveau.
Si on calcine du bi-tartrate de potasse (crème de tar-
tre), l'acide tartrique est décomposé mais il ne disparaît pas entièrement et le résidu n'est pas de la potasse; une partie des éléments de l'acide (le carbone
et l'oxygène) reste en combinaison et le résidu est constitué par du *carbonate de potasse*.

La calcination peut être effectuée en vase clos, dans
un creuset (alun calciné), ou au contraire, dans un courant d'air.

Grillage. — Dans ce cas elle prend le nom de grillage. Les transformations chimiques résultant de l'action de l'air sur le corps porté à une haute température sont alors plus profondes. Ce sont des actions
oxydantes. Ainsi, en grillant les *sulfures* on obtient des
oxysulfures et même des *oxydes*; c'est sur le grillage
que reposent la plupart des opérations métallurgiques.

Torréfaction. — Lorsqu'on applique l'action de la
chaleur à des *substances complexes de nature organique*
il se produit des modifications plus ou moins profondes, variables suivant l'intensité de la chaleur. La *torréfaction* est la première et la moins profonde de ces
modifications.

Torréfier un corps c'est l'exposer en vase clos à une
chaleur modérée mais suffisante pour lui faire perdre
toute l'humidité qu'il renferme et lui faire subir *un
commencement de décomposition* qui se traduit *physique-
ment* par une *couleur rousse* plus ou moins foncée et

chimiquement par la formation des produits nouveaux dits produits *pyrogénés*. Parmi ces substances citons *l'assamare* produit constant de la torréfaction des substances amylacées; c'est lui qui communique à la croûte de pain brûlée la saveur amère qu'on lui connaît. La torréfaction développe des principes aromatiques très suaves dans les semences cornées, telles que le café, le cacao, etc.

La *torréfaction* s'effectue en *vase clos* dans des appareils spéciaux connus sous le nom de *brûloirs*, qui permettent d'agiter constamment la substance de manière à répartir uniformément sur toutes les parties l'action de la chaleur.

Carbonisation. — La *carbonisation* est une torréfaction poussée à ses dernières limites ; tous les principes pyrogénés provenant de la torréfaction sont détruits et la substance devient noire, par suite de la mise en liberté du carbone résultant de la destruction de la matière organique . On effectue la carbonisation non pas dans un brûloir, mais dans un creuset muni d'un couvercle. C'est ainsi que l'on prépare le charbon de bois (peuplier) destiné aux usages pharmaceutiques.

Incinération. — L'incinération est le terme ultime des transformations que l'action combinée de la chaleur et de l'air peut faire subir aux matières organiques. C'est une *carbonisation* combinée avec le *grillage*, il en résulte que le carbone mis à nu est entièrement brûlé et le résidu est *blanc* ; ce résidu constitue *les cendres*. Il est constitué par des matières minérales et ne peut plus rien perdre sous l'action de la chaleur. On effectue l'incinération dans des vases plats, largement ouverts, ou sur des grillages métalliques ou bien encore dans des creusets percés à la partie inférieure, de manière à ce qu'il puisse s'établir un courant d'air.

On facilite souvent l'incinération en mélangeant à la substance des corps capables de fournir de l'oxygène, tels que les chlorates, azotates ; mais si l'on veut que ces corps ne laissent pas eux-mêmes de résidu, il faut les choisir volatils et prendre de l'*azotate d'ammoniaque* où de l'*acide azotique*.

CHAPITRE II

Nous venons de voir comment on peut reconnaître, récolter et conserver les plantes et matières premières et nous avons passé en revue les diverses opérations qu'on peut leur faire subir pour les transformer en médicaments. Avant d'aborder l'étude des diverses formes pharmaceutiques, de faire connaître leur mode de préparation, d'exposer leurs avantages et leurs inconvénients, il est utile de donner quelques renseignements sur les poids et mesures, et sur les diverses opérations qui permettent de vérifier si les substances que l'on doit employer présentent bien les *caractères physiques* exigés par le Codex. Nous laisserons de côté les *caractères chimiques* qui sont particuliers à chaque espèce et dont l'énumération ne peut trouver place ici.

Points de fusion. — Nous venons de parler de la liquéfaction des corps solides par la chaleur ; cette liquéfaction a toujours lieu pour le même corps, à la même température, quelle que soit la source de chaleur employée. Si le point *de fusion* est élevé ou abaissé, c'est que le corps n'est pas pur ; la détermination de ce point présente un caractère important. Cette détermination est assez facile et nécessite seulement un thermomètre exactement gradué et divisé en dixièmes ou tout au moins en cinquièmes de degré. Le procédé repose sur cette donnée expérimentale que le point *de fusion* et le point de *solidification* d'un corps sont les mêmes. On place un petit fragment de la substance dans un tube de verre mince et plongé dans un bain (d'eau, d'huile, de paraffine) dont la température est exactement indiquée par le thermomètre ; on chauffe lentement en agitant bien, de manière à ce que toute la masse du bain présente une température uniforme, et on note la température exacte à laquelle le corps placé dans le tube commence à entrer en fusion ; on cesse alors de chauffer le bain dont la température s'abaisse alors lentement ; au bout de quelque temps le corps placé dans le tube se solidifie, on note de nouveau la température, et la moyenne des deux déterminations représente le point de fusion cherché.

Voici les points de fusion qu'on a le plus souvent occasion de vérifier :

Noms des corps	Points de fusion
Acide acétique cristallisable....	16 degrés centigrades
— benzoïque	120
Axonge......................	26 à 31
Beurre de vache..............	26 à 30
— de cacao	30 se solidifie à 23
— de muscade	31 à 32
Blanc de baleine	49
Bismuth....................	265
Cire blanche.................	64
Cire jaune...................	63
Étain......................	235
Iode.......................	107
Nitrate d'argent..............	198

Noms des corps	Points de fusion
Nitrate de potasse............	550
Phosphore....................	44
Plomb........................	235
Soufre.......................	115
Suif { de bœuf............	26 à 32
{ de mouton..........	51
Zinc.........................	430

Points d'ébullition. — La détermination du point d'ébullition constitue pour les liquides un caractère de pureté aussi important que celle du point de fusion pour les solides. Mais cette détermination est un peu plus délicate. Le point d'ébullition est bien constant pour chaque liquide, mais à la condition qu'on lui fasse subir une correction relative à la valeur de la pression atmosphérique. Un thermomètre bien gradué, plongé dans la vapeur d'eau bouillante ne marquera 100 degrés que si la valeur de la pression atmosphérique est rigoureusement égale à 760 m. m. de mercure. Si elle est inférieure à ce chiffre, le point d'ébullition sera inférieur à 100 degrés ; si, au contraire, la pression dépasse 760 : le thermomètre marquera plus de 100 degrés. De plus, le thermomètre qui sert à déterminer les points d'ébullition d'un liquide, doit être plongé *dans la vapeur* et non dans le liquide lui-même. Ainsi l'eau renfermant en solution, un sel quelconque entre en *ébullition* à une température d'autant plus élevée que la proportion dissoute est plus considérable, mais la vapeur qui se dégage ne peut posséder une température supérieure à 100 : c'est pour cela que le réservoir du thermomètre ne doit pas être plongé dans le liquide.

Il existe, pour déterminer des points d'ébullition des appareils spéciaux que je ne puis décrire ici.

Voici les points d'ébullition des liquides les plus

employés en pharmacie, à la pression de 760 m. m. de mercure.

Acétone	56.4
Acides acétique	117.3
— azotique quadrihydraté	123
— chlorhydrique	110
— sulfurique monohydraté	338
Alcool absolu	78.4
— amylique	137
Benzine	80.5
Brome	63
Bromoforme	152
Chloroforme	60.8
Essence de citron	170
— térébenthine	155
Ether acétique	61.2
— bromhydrique (bromure d'éthyle)	38,8
— chlorhydrique (chlorure d'éthyle)	12.5
— sulfurique (ordinaire)	35,5
Gaïacol	203
Glycérine	290
Iode	230
Mercure	357
Paraldéhyde	124
Phosphore	290
Soufre	448,3
Sulfure de carbone	46
Zinc	929

Densité. — La détermination de la densité présente une grande importance, soit comme moyen de contrôle, soit comme point de repère dans la préparation des médicaments.

Nous n'avons à nous occuper que de la densité des liquides et sa détermination qui est loin d'exiger la même précision que celle des points de fusion et d'ébullition est effectuée au moyen d'instruments spéciaux connus sous le nom d'*aréomètres*. Ce sont de petits flotteurs en verre qui indiquent par une simple lecture, la densité des liquides dans lesquels on les plonge. Ces instruments, fournis par le commerce, doivent toujours être vérifiés avec soin.

On les divise en *aréomètres* et en *densimètres*.

La graduation des *aréomètres* est arbitraire et constitue simplement un point de repère commercial. Les *densimètres*, au contraire, font connaître la *densité vraie* du liquide. La construction des deux instruments est identique, ils ne diffèrent que par la *graduation* qu'ils portent et qui varie suivant qu'ils sont destinés à des liquides plus denses ou moins denses que l'eau. Ces instruments sont constitués par un flotteur en verre dont la partie plongeante est lestée avec de la grenaille de plomb ou du mercure et la partie émergeante constituée par une *tige cylindre* ou *aplatie*, mais *exactement calibrée* et qui porte la graduation.

Aréomètre de Baumé. — Cet instrument est destiné aux liquides *plus denses que l'eau*. Il est lesté de telle façon que si on le plonge dans l'eau distillée à la température de 12 degrés 5, l'affleurement a lieu à la *partie supérieure* de la tige : on marque 0 à ce point puis on porte l'aréomètre dans une solution aqueuse renfermant 15 pour 100 de sel marin, toujours à la même température : cette solution étant plus dense l'instrument s'enfonce moins : on marque 15 à ce nouveau point d'affleurement, on divise en 15 parties égales la distance des deux points 0-15 et on prolonge les divisions jusqu'à la naissance de la tige, chaque division constitue *un degré* de l'instrument.

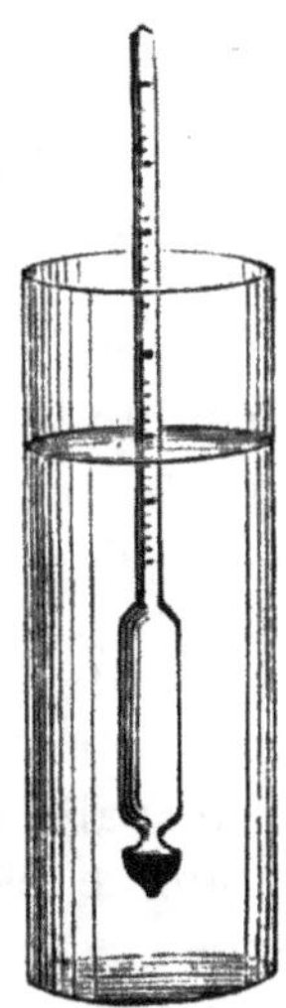

Fig. 9.
Aréomètre de Baumé.

Pour les liquides *moins denses que l'eau* voici comment on gradue l'instrument, on le leste de telle façon que plongé dans la solution à 15 p. 100 de sel marin, toujours à la température de 12,5, l'affleurement ait lieu à *la naissance* de la tige, on marque 0 à ce point, puis on porte l'aréomètre dans l'eau distillée, il s'enfonce davantage, on marque 15 à ce second point d'affleurement, on divise en 15 parties égales l'intervalle 0-15 et on prolonge les divisions jusqu'à l'*extrémité* de la tige.

Ces divisions sont comme on le voit purement arbitraires et ne peuvent constituer que des points de repère commerciaux.

Le *densimètre*, au contraire, indique le *densité exacte* et par suite *le poids* d'un litre de liquide. La forme de l'instrument est exactement la même que celle de l'aréomètre ; mais le principe de la graduation est rationnel.

Lorsque l'instrument est destiné à des liquides plus denses que l'eau, on le leste de telle manière, que plongé dans l'eau distillée à la température de 4 degrés (maximum de densité) l'affleurement a lieu à l'extrémité de la tige, on détermine ainsi le premier point de repère que l'on marque 100 ou 1000, ce qui veut dire que la densité est égale à l'unité ou que le litre de liquide pèse 1 kilog.

On prépare ensuite un liquide (mélange d'eau et d'acide sulfurique, par exemple, de densité connue et égale à 1,100, à la température de 15 degrés. Au nouveau point d'affleurement on marque 110, on divise l'intervalle des deux points en 10 parties égales et on prolonge les divisions jusqu'à la naissance de la tige. Dans ces conditions, chaque division indique, et la densité, et le poids d'un litre du liquide dans lequel on le plonge. Si, par exemple, l'affleurement a lieu à la 18ᵉ division, cela voudra dire que la densité du liquide est égale à 1,180 et que le litre pèse 1 k. 180 gr.

On gradue d'une manière identique le densimètre destiné aux liquides *moins denses* que l'eau ; mais l'instrument est lesté de telle manière que le point d'affleurement soit placé vers la naissance de la tige lorsqu'on le plonge dans l'eau distillée.

Alcoomètre de Gay-Lussac. — On doit très souvent rechercher la densité de l'alcool, cette détermination a d'autant plus d'importance qu'elle fait connaître les proportions d'alcool et d'eau contenus dans le mélange, mais le densimètre dont nous venons de parler ne peut servir à cette détermination pour la raison que le mélange *d'eau* et *d'alcool* s'est fait avec *contraction de volume* et que cette contraction n'est *pas constante*. C'est pour cette raison que *Gay-Lussac* a imaginé l'*alcoomètre centésimal* qui porte son nom et qui indique la *proportion centésimale d'alcool absolu contenu dans un mélange d'eau et d'alcool.*

La graduation de l'instrument n'est exacte que pour la température de 15 degrés ; pour tout autre *au-dessus* ou *au-dessous* il faut corriger le chiffre obtenu par lecture directe. Cette correction s'effectue facilement au moyen de tables spéciales jointes à chaque instrument. Pour le graduer, on le plonge dans l'alcool absolu $(T = 15°)$ l'affleurement doit avoir lieu à la partie supérieure de la tige, à ce point on marque 100, ce qui veut dire que l'alcool renferme 100/100 d'alcool absolu, on prépare ensuite un mélange de 95 p. d'alcool absolu et 5 d'eau distillée, puis un autre de 90 d'alcool et 10 d'eau distillée : on attend que ces mélanges soient refroidis et lorsqu'ils sont à 15 degrés on y plonge l'instrument et aux nouveaux points d'affleurement on marque les chiffres 95-90, etc., et on divise chaque intervalle en 5 parties égales. Il résulte de ce mode de graduation que si l'instrument affleure à la division 83, cela veut dire que le mélange renferme 83 parties sur 100 d'alcool absolu.

DENSITÉ DE QUELQUES LIQUIDES EMPLOYÉS EN PHARMACIE

Noms	Densité	Degré aréométrique Baumé
Acide sulfurique........	1,847	66
Alcool absolu............	0,795	
— à 85 centesimaux..	0,850	
— 60 --	0,914	
Ammoniaque officinale...	0,925	22
—	0,917	25
Chloroforme............	1,480	
Ether bromhydrique.....	1,473	
— sulfurique officinal.	0,735	12
— commerce	0,758	16
Glycérine (officinale).....	1, 42	28
—	1,262	30
Huile d'amandes douces.	0,918	
— morue............	0,928	
— ricin.............	0,969	
— volatile de téréb..	0,870	
Lait de vache...........	1 032	
Petit lait...............	1,026	
Sirops.................	1,320	35
Sulfure de carbone......	1,221	
Vin Bordeaux...........	0,994	
— Bourgogne.........	0.992	
— Malaga............	1,056	
Vinaigre d'Orléans (blanc).	1,013	
— distillé..........	1,009	

Poids et *mesures.* — Le système *métrique* ou *décimal* est le seul qui soit usité maintenant en France. Mais comme on rencontre encore quelquefois d'anciennes formules notées en onces et en grains, nous croyons utile d'indiquer la concordance des deux systèmes.

POIDS ANCIENS

EXPRESSION graphique.	RAPPORTS NUMÉRIQUES	RAPPORTS décimaux.	RAPPORTS usuels.
		gr. c.	gr. c.
℔	La livre correspondant à 16 onces.	489.504	500
	1/2 livre = 8 onces.	244.752	250
	1/4 livre ou quarteron = 4 onces.	122.376	120-125
	1/2 quart = 2 onces.	61.188	60
℥	L'once.........................	30.594	30
	1/2 once.......................	15.287	15
ʒ	1 gros ou 72 grains.............	3.824	4
	1/2 gros.......................	1.9 2	2
Э	1 scrupule.....................	1.274	
	1/2 scrupule...................	0.637	
Gr. ou g̃	1 grain.......................	0.053	0.05
β	1/2 grain (1)..................	0.025	0.025

1/4 grain faible 0,02 ; fort 0,03.

Les seules mesures de capacité usitées sont le litre **(1000 c.)** et le demi litre **(500 c.)**

On utilise encore la bouteille bordelaise dont la capacité est d'environ 750 cent. cub. (2/3 de litre), et la demi-bouteille dont la capacité correspond à 330 c. c. (1/3 de litre) et qui contient environ 400 grammes de sirop.

ÉVALUATION EN POIDS DES DIVERSES QUANTITÉS DÉSIGNÉES SOUS LES NOMS SUIVANTS

	Poids
Une cuillerée à café d'eau.....................	5 gr.
— à dessert.........................	10 —
— à bouche.........................	15 —
Un verre ou 8 cuillerées à bouche...............	120 —

Une poignée de semences d'orge................   80 gr.
—   —   de lin...............   50 —
—   de farine de lin...................   100 —
Une pincée de fleurs (camomille — guimauve...   2 —
—   —   arnica — mauve..........   1 —

Il est très important pour le médecin de connaître la contenance exacte en cuillerées à *bouche*, à *dessert* et à *café*, des fioles de pharmacie. Presque toujours, en effet, il prescrit de prendre par cuillerées la potion ou le sirop qu'il ordonne ; et il arrive presque toujours aussi que le nombre de cuillerées prises par le malade n'est point celui qui aurait dû exister théoriquement. Cela tient à plusieurs causes : d'abord, que les nombres indiqués par le Codex sont des nombres théoriques et pas du tout pratiques ; ensuite, que ces nombres sont indiqués pour l'eau et non pour les préparations pharmaceutiques. De plus la contenance de la cuiller varie suivant les fabricants. On trouve des cuillers qui contiennent jusqu'à 20 grammes d'eau, il y en a même beaucoup, mais il faut les emplir complètement ; ce qui n'est pas commode pour administrer un médicament à un malade, surtout s'il est alité. Il en résulte qu'une potion dure rarement le temps qu'avait pensé le médecin et qu'il n'est jamais fixé sur les doses que prendra le malade. Pour éviter cet inconvénient, nous conseillons de consulter le tableau suivant, emprunté à l'art de formuler que j'ai publié antérieurement.

POIDS PRATIQUE DES DIVERSES CUILLERÉES DES MÉDICAMENTS

	CUILLER		
	A bouche ou potage	A dessert ou entremets	à café
Liquides aqueux et vin......	16 gr.	12 gr.	4 gr.
Liquides alcooliques à 60°...	12	9	3
Juleps gommeux — Potions.	18	13.5	4,5
Sirops.....................	21	16	5
Huiles.....................	12	9	3

CONTENANCE EN CUILLERÉES A BOUCHE, A DESSERT ET A CAFÉ, DES FIOLES DE PHARMACIE

POUR LES PRINCIPAUX TYPES DE MÉDICAMENTS

CONTENANCE en grammes des fioles de pharmacie / Poids de la cuillerée	SOLUTIONS — Typ. sol. d'arséniate de soude. d'iodure de potassium. — CUILLERÉES — à bouche — 16 gr.	à dessert — 12 gr.	à café — 4 gr.	POTIONS — JULEPS — Julep gommeux. — CUILLERÉES — à bouche — 18 gr.	à dessert — 13 gr. 5	à café — 4 gr. 5	SIROPS — Sirop de To'u. — CUILLERÉES — à bouche — 21 gr.	à dessert — 16 gr	à café — 5 gr.	TEINTURES ET HUILES — Teinture de quinquina. — CUILLERÉES — à bouche — 12 gr	à dessert — 9 gr.	à café — 3 gr.
4	»	»	1	»	»		»	»	»	»	»	1 fort
8		1 faible	2			2 faible		1/2	1/2	3/4	1	faible
15	1 faible	1 fort	4 faible	1 faible	1 fort	3 + 1/3	3/4	1	3	1 fort	1 + 1/2	5
24	1 + 1/2	2	6	1 + 1/3	2 faible	5 + 1/3	1 fort	1 + 1/2	5	2	2 + 1/2	8
30	2 faible	2 + 1/2	7	1 + 2/3	2 fort	6 + 2/3	1 + 1/2	2 faible	6	2 + 1/2	3 + 1/3	10
45	3	4	11	2 + 1/2	3 + 1/3	10	2 fort	3 faible	9	5	5	15
60	4 fort	5	15	3 + 1/3	4 + 1/2	13	3 fort	4 + 1/2	12	6	6 + 1/2	20
90	5 + 1/2	7 + 1/2	22	5	7 faible	20	4 + 1/3	5 + 1/2	18	7 + 1/2	10	30
125	7 + 1/2	10 + 1/2	31	7	9	28	6	8	25	10 + 1/2	14	42
155	10	13	39	8 + 1/2	11 + 1/2	34 + 1/2	8 faible	9 + 1/2	31	13	17	52
187	11 + 1/2	15 + 1/2	47	10 + 1/2	14	41 + 1/2	9	11 + 1/2	37 + 1/2	15 + 1/2	21	62
210	13	17 + 1/2	52 + 1/2	12	15 + 1/2	46 + 1/2	10	13	42	17 + 1/2	23	70
250	15	21	62 + 1/2	14	18 + 1/2	55 + 1/2	12	15 + 1/2	50	21	28	83
310	19 + 1/2	26	77 + 1/2	17	24	69	15	19 + 1/2	62	26	34 + 1/2	103
1/2 bout. 333	21	27 + 1/2	83	18,5	25	74	16	22	66 + 1/2	27 + 1/2	37	111
375	23	31	94	21	28	83	18	23 + 1/2	75	31	41 + 1/2	125
1/2 litre 500	31	41 + 1/2	125	28	37	111	24	31	100	41 + 1/2	55 + 1/2	166 + 1/2
Bout. 750	47	62 + 1/2	187 + 1/2	42 faible	55 + 1/2	166 + 1/2	36	47	150	62 + 1/2	83 fort	250
Litre 1000	62 + 1/2	83	250	55 + 1/2	74	222	47 + 1/2	63	200	83	111	333

Au moyen de ce tableau le médecin voit de suite quelle quantité en poids il doit prescrire pour avoir tant de cuillerées, il peut, par exemple, résoudre facilement le problème suivant :

Il ne doit venir voir son malade que dans douze heures : et il veut lui donner une potion renfermant par cuillerée *à bouche* *un* centigramme de kermès, quel poids de julep formulera-t-il ?

En consultant le tableau dans la division *potions* et en prenant la colonne des *cuillerées à bouche*, il trouve, en descendant la ligne verticale, le nombre 12 ; sur cette ligne horizontale, à gauche, il trouve le nombre 210, ce qui lui indique qu'il devra formuler un julep gommeux de 210 grammes avec 12 centigrammes de kermès.

Dosage des médicaments par gouttes. — Un grand nombre de médicaments liquides très actifs sont pris par *gouttes* ; mais ce mode d'évaluation ne présente d'exactitude que si l'instrument qui sert à le pratiquer (compte-gouttes) est exactement calibré, c'est-à-dire s'il satisfait à la condition suivante. Le poids des gouttes comptées avec cet instrument doit être d'environ 0 g. 05 centig. autrement dit 20 gouttes comptées à la température d'environ 15 degrés doivent peser très approximativement 1 gramme. Dans un compte-gouttes, quelle qu'en soit la forme, c'est le *diamètre intérieur* du tube d'écoulement qui détermine la *grosseur* et par suite *le poids* des gouttes : le diamètre *extérieur* du tube n'a d'influence que sur *la vitesse d'écoulement* qui est d'autant plus grande que ce diamètre est plus considérable : il y a donc avantage à ce qu'il soit assez petit, afin que l'on puisse facilement compter les gouttes. Le diamètre *intérieur*, pour satisfaire à la condition énoncée plus haut doit mesurer exactement *trois millimètres.*

Voici, pour les liquides les plus employés, le nombre de gouttes comptées au compte-gouttes normal, à la température de + 15, nécessaire pour représenter *un gramme* de ces liquides.

Acide azotique alcoolisé (alcool nitrique)...... 54 gouttes.
—   chlorhydrique officinal.................. 21
—   cyanhydrique à 1/100 (Us. Int).......... 20
—   sulfurique officinal.................... 26
—   —   dilué à 1/10................ 20
—   —   alcoolisé (eau de Rabel)...... 54
Alcool à 90 centésimaux..................... 61
—   60°   —   51
Alcoolature et teinture d'aconit (feuilles et racines).. 53
Ammoniaque officinale...................... 22
Chloroforme.................................. 56
Perchlorure de fer (solution officinale)....... 20
Créosote de hêtre............................. 43
Ether sulfurique officinal.................... 90
—   alcoolisé (liqueur de Hoffmann)........ 72
Glycérine officinale......................... 25
Gouttes amères de Baumé.................... 53
Gouttes noires anglaises..................... 37
Huile de croton.............................. 48
—   phosphorée............................ 48
—   essentielle de menthe................. 50
Laudanum de Rousseau...................... 33
—   de Sydenham............... 35
Liqueur de Fowler........................... 23
—   de Pearson........................... 20
Teinture de belladone....................... 53
—   de cantharide..................... 57
—   étherée de castoréum.............. 82
—   de colchique (bulbes et semences).. 53
—   de digitale........................ 53
—   d'extrait d'opium.................. 53
—   d'iode............................. 61
—   de noix vomique.................. 57

LIVRE DEUXIÈME

MÉDICAMENTS EXTERNES

Nous étudierons dans ce livre les diverses formes pharmaceutiques. Nous parlerons de leur *préparation*, de *leurs avantages* et de *leurs inconvénients*. Nous indiquerons leur mode d'*administration* et passerons en revue les *principales* et les plus *employées*.

Dans cette étude nous laisserons de côté l'ordre scientifique habituellement adopté dans les traités de pharmacie et nous réunirons toutes les préparations qui présentent entre elles de l'analogie soit au point de vue de leur constitution, soit au point de vue de leur action thérapeutique.

Nous avons vu que les médicaments étaient *simples* ou *composés*. Dans ces derniers les substances composantes ne présentent jamais une activité thérapeutique égale et leur introduction dans la formule est justifiée par diverses considérations que nous allons indiquer rapidement.

On nomme *Base* ou *Principe actif* du médicament *la* ou *les* substances actives qui sont destinées à produire l'action thérapeutique recherchée par l'exemple *l'extrait de quinquina* dans une potion tonique ; *le kermès et la gomme ammoniaque* dans des pilules expectorantes.

On désigne sous le nom *d'adjuvant* une substance destinée à faciliter et souvent aussi à modérer l'action thérapeutique de la *base*.

Ainsi l'extrait *de quinquina* est introduit à titre *d'adjuvant* dans la formule des pilules fébrifuges dont le sulfate de quinine est *la base*.

L'*excipient* est la substance qui permet de faire revêtir à la base la forme pharmaceutique voulue. Si l'on veut administrer le tartrate de fer sous *forme de sirop*, on pourra choisir comme excipient le *sirop d'écorces d'oranges amères*. Si l'on veut administrer la même substance sous *forme pilulaire* l'excipient sera par exemple de *l'extrait de gentiane*. Souvent l'excipient jouit lui-même de propriétés médicamenteuses ; ainsi dans les exemples que nous venons de citer les deux excipients sont des *toniques amers*.

On désigne sous le *nom d'intermède* une substance qui a pour but de permettre l'association facile *de la base* et de *l'excipient* lorsqu'on effectue la préparation pharmaceutique. Si par exemple il s'agit de préparer un lavement avec de l'huile de ricin, on prendra le jaune d'œuf *comme intermède*. L'huile ne se mélangerait pas à l'eau du lavement, mais le jaune d'œuf, étant tout à la fois miscible *à l'huile* et *à l'eau*, sert *d'intermède*.

Correctif. — Le *correctif* est une substance que l'on ajoute à la préparation, soit dans le but de rendre son ingestion plus facile, soit pour masquer une saveur ou une odeur désagréable ; l'essence de menthe est ajoutée comme *correctif* au sirop de chloral.

CHAPITRE I

BAINS- — LOTIONS. — FOMENTATIONS. — EMBROCATIONS.--
FUMIGATIONS

Donner un *bain* c'est plonger le corps du patient dans un milieu doué de propriétés médicinales ; ce milieu peut être *liquide*, *gazeux* et parfois *semi solide*.

Le plus souvent le milieu est *liquide* et le *véhicule* est constitué par de l'eau chargée de principes médicamenteux. Le *bain* peut être *naturel* ou *artificiel ;* dans le premier cas il est constitué par de *l'eau minérale naturelle*, employée sur le lieu même où elle émerge, ou transportée après *concentration préalable*. Il est artificiel lorsqu'il est constitué par de l'eau tenant en dissolution des sels ou par des *infusés* ou *décoctés* médicamenteux.

Le bain est *local ou général* suivant qu'on y plonge le corps tout entier ou une partie du corps seulement. L'eau est le véhicule le plus employé ; on a cependant parfois recours au *vin*, au *lait*, au *sang*. Dans ce cas le bain est localisé à une partie du corps.

La température d'un bain doit toujours être bien précisée par le médecin. Le bain *est froid* lorsque le liquide possède la même température que l'air ambiant ; cette température est donc variable ; mais toujours inférieure à celle du corps et peut être fixée à une moyenne de 15 à 20 degrés :

La température du bain tiède varie de 20 à 30. Le bain *est chaud* de 30 à 38 degrés. Il ne faut dépasser cette dernière température et aller par exemple jusqu'à 40 qu'avec beaucoup de circonspection, de même qu'il ne faut descendre au dessous de 15 qu'avec prudence.

Au point de vue du mode d'administration on divise les bains en trois catégories.

1° *Bains par immersion : véhicule liqui le*. — Ces bains sont *locaux* ou *généraux*.

Le *milieu* peut-être *semi liquide*, *liquide* ou *gazeux*. Lorsque le milieu est *liquide* le bain est administré dans une *baignoire* ordinairement en *fer* ou en *cuivre étamé* ; mais qui, dans certains cas, doit être en zinc (bains sulfureux) ou *en bois* (*bains de sublimé* et *sulfureux*). La contenance de la baignoire doit être d'environ 800 à 1000 litres et la quantité d'eau pour un bain d'adulte égale à 300 litres.

Les bains *locaux* : bain de siège, bain de pieds (pédiluves), bain d'avant-bras, sont donnés dans des vases de forme spéciale, et de contenance beaucoup moindre. Le véhicule employé peut être autre que l'eau, par exemple, le vin, le lait, le sang.

Lorsque le véhicule *est gazeux* (air ou vapeurs médicamenteuses) on place le patient dans une sorte de caisse, dans laquelle il est assis ; la tête émerge par un trou spécial, garni d'un bourrelet élastique. On fait arriver dans cette caisse des vapeurs médicamenteuses, *sèches* ou *humides*. Très souvent le patient doit respirer en même temps les vapeurs qui constituent le bain. La caisse est alors remplacée par une vaste pièce dans laquelle la circulation est possible.

On emploie beaucoup aujourd'hui les bains d'air pur ou chargé de vapeurs médicamenteuses : la pression de cet air est normale ou bien peut être *accrue* ou *diminuée*. La médication (aérothérapie) exige une installation assez compliquée et des appareils spéciaux.

Si le bain doit être *local*, on place le membre dans une caisse de forme appropriée et l'on confectionne, au moyen de toiles imperméables une fermeture suffisante.

2° *Bain par affusion*. — Ce bain est constitué par le déversement d'un liquide *chaud* ou *froid* sur le corps tout entier ou sur une partie du corps seulement. Cette pratique est peu suivie et seulement dans les cas où l'on ne peut appliquer la suivante.

3° *Bain par projection* ou *douches*. — Ce mode d'administration diffère du précédent en ce que le liquide est *projeté avec force* au moyen d'appareils spéciaux ; le liquide peut être *chaud* ou *froid* et la douche *locale* ou *générale*. L'administration des douches exige des appareils et un apprentissage spéciaux.

La douche locale est souvent pratiquée avec des liquides pulvérisés.

Durée des bains. — La durée des bains est très variable suivant la nature du véhicule et suivant les indications thérapeutiques. Ces indications, comme celles relatives aux douches, sortiraient du cadre que nous nous sommes imposé.

Thérapeutiquement, les bains agissent soit par eux-mêmes (comme émollients), soit par la réaction physiologique qu'ils provoquent (douches).

Très souvent ils constituent un mode d'administration des médicaments, par exemple le bain de sublimé, ou bien les inhalations d'air chargé de vapeurs médicamenteuses (créosote, acide fluorhydrique). La pharmacologie des bains est très simple. Les principales formules sont inscrites au Codex et il suffit de les désigner par leur nom : *bain sulfuré, bain alcalin*, etc.

On prépare des bains naturels concentrés résultant de l'évaporation de certaines eaux minérales naturelles telles que les bains de Vichy, les eaux mères de Salies de Béarn. Il existe enfin des formules permettant de reproduire la plupart des eaux minérales naturelles employées pour bains.

Lorsque ce bain concentré se trouve sous forme de sels solides, il suffit de les dissoudre dans quelques litres d'eau et de mélanger à l'eau d'un bain la solution ainsi obtenue.

Lorsque les bains sont constitués par une infusion de décoction médicamenteuse on fait cette première opération avec une partie de l'eau seulement, et on opère ensuite le mélange.

Bain de tilleul.

Tilleul avec bractées................. 500 gr.

Faites infuser 1/2 heure dans 10 litres d'eau bouillante, passez et mélangez à l'eau du bain.

Les bains sur la préparation desquels nous avons à faire quelques observations sont les suivantes :

Bains iodurés (Lugol).

Iode.................	8	gr.	10	gr.	12	gr.
Iodure de potassium.	15	—	20	—	24	—
Eau.................	625	—	625	—	625	—

On obtient ainsi une solution concentrée que l'on mélange à l'eau du bain contenue dans une baignoire en bois.

Bains sulfurés ou sulfureux.

On les prépare avec le *trisulfure de potassium* ou de *sodium* solide, à la dose de 100 grammes, que l'on fait dissoudre dans une petite quantité d'eau et que l'on mélange au bain contenu dans une baignoire en *zinc* ou en *bois*.

Sous le nom de bain *sulfureux sans odeur* on emploie du soufre *précipité* que l'on mélange à l'eau du bain, mais l'action thérapeutique de ce mélange est tout autre que celle du bain sulfureux.

Bain de sublimé corrosif.

Le Codex donne la formule suivante :

Bichlorure de mercure ou sublimé corrosif..　　20　gr.
Chlorhydrate d'ammoniaque................　　20　—
Eau distillée..............................　200　—

Il se forme un sel double très soluble, et la solution est mélangée à l'eau contenue dans une baignoire *en bois*. Quelques praticiens font dissoudre le sublimé dans l'alcool.

Sublimé corrosif......................　　20　gr.
Alcool à 90° ou Eau de Cologne........　100　—

Parmi les bains locaux les *pédiluves* ou bains de pieds méritent une mention spéciale.

Le *pédiluve chlorhydrique* est obtenu en mélangeant 100 gr. de cet acide avec 5 litres d'eau placés dans un vase en grès ou en bois.

Le *pédiluve* ou *bain de pied sinapisé* est préparé en délayant dans 5 litres d'eau 150 grammes de farine de moutarde *récemment pulvérisée*. L'eau doit être légèrement chaude et sa température ne doit pas dépasser 40 degrés ; on doit éviter l'addition de toute substance étrangère notamment du *vinaigre*. La présence de cet acide, ainsi que l'action d'une température supérieure à 40 degrés paralysent en effet l'action de la *myrosine* sur le *myronate de potasse* et empêchent par suite la formation de l'huile essentielle de moutarde à laquelle la farine doit ses propriétés révulsives.

Lotions.

La lotion n'est autre chose qu'un bain local pratiqué avec des liquides médicamenteux ; mais elle en diffère par le mode d'application. On pratique en effet la lotion avec une éponge, un linge doux imprégné du liquide médicamenteux qu'on laisse souvent sécher sur place : ce liquide peut être froid ou chaud.

Les lotions sont le plus souvent constituées par des liquides aqueux tenant des sels en dissolution ; ou bien par des infusions ou décoctions. On emploie parfois des liquides hydro-alcooliques.

Parmi les lotions les plus employées, citons *l'eau blanche* obtenue en mélangeant à un litre d'eau 20 grammes de sous-acétate de plomb liquide (extrait de Saturne).

On doit employer l'eau *commune*, le précipité étant constitué par des *sulfates* et *carbonates de plomb*. Il ne faut pas confondre *l'eau blanche* dont nous venons de parler avec *l'eau Végéto-minérale* ou eau de *Goulard* qui renferme de l'alcoolat vulnéraire et que l'on prépare d'après la formule suivante :

Sous-acétate de plomb liquide..........	20	gr.
Alcoolat vulnéraire....................	80	—
Eau commune........................	900	—

Agitez.

La confusion de ces deux préparations faite soit par le médecin soit par le public est assez fréquente.

Le Codex mentionne encore la *lotion sulfurée* ou *sulfureuse* obtenue avec :

Trisulfure de *potassium* ou de *sodium* solide..   20 **gr.**
Eau.....................................   100   —

Faites dissoudre : on peut masquer l'odeur en ajoutant 10 grammes de teinture de benjoin, et en passant à travers un linge pour retenir la résine précipitée.

Les lotions sont très employées pour les maladies du cuir chevelu. Citons la *lotion contre les éphélides*.

Acide chrysophanique ...   0 gr. 15   centig.
Sublimé corrosif........   0 — 30   —
Essence de bergamote...   2 —
Alcool à 60°............   150 —

Fomentations et embrocations.

La fomentation ne diffère à proprement parler de la lotion que par le mode d'emploi. Elle est toujours constituée par des liquides chargés de principes médicamenteux soit par *solutoin*, soit par *infusion* ou *décoction* ; mais on fait *chauffer* ces liquides avant d'en faire usage, et, on laisse les compresses, qui ont servi à pratiquer la fomentation, appliquées jusqu'à refroidissement sur les parties malades.

On retarde ce refroidissement en recouvrant avec du *taffetas gommé* ou de la *gutta-percha* laminée.

Les fomentations les plus employées sont les *fomentations aromatiques* et celle de fleurs de *sureau* que l'on obtient en faisant infuser pendant une demi-heure dans un litre d'eau bouillante, 30 grammes d'espèces aromatiques ou de fleurs de sureau.

L'embrocation ne diffère des *fomentations* que parce qu'elle renferme des corps gras, et des *liniments* que

parce qu'on l'emploie *chaude*. L'embrocation de Questio-
nan, très employée en Angleterre, est composée avec :

Huile d'olives......................	} ââ 45 gr.
Essence de térébenthine...	
Acide sulfurique alcoolisé............	12 —

Fumigations.

La fumigation diffère de toutes les opérations précédentes par ce qu'elle s'effectue non plus avec des
liquides, mais avec des *gaz* ou des *vapeurs* que l'on
dirige sur *une partie du corps*. L'action des fumigations est donc locale et non générale comme celle
des bains de vapeurs ou d'air chaud. Les *fumigations externes* sont *désinfectantes* ou *médicamenteuses*.
Les *fumigations internes* sont pratiquées avec des vapeurs *sèches ou humides (inhalations)*, avec de l'*air*
chargé de principes médicamenteux volatils, ou bien,
enfin, avec des produits *pyrogénés (cigarettes, cartons
fumigatoires*, etc.).

Fumigations désinfectantes. — Elles ont pour but
d'assainir une enceinte dans laquelle a séjourné un
malade atteint d'une affection contagieuse. Elles agissent ou bien par l'action *chimique et destructive* qu'elles
exercent sur les germes ; ou bien elles *atténuent* et
masquent une mauvaise odeur en lui en adjoignant une
autre plus agréable et plus saine. Ces dernières fumigations n'ont aucune valeur en tant que *désinfectantes*.

Les fumigations *désinfectantes* se pratiquent:

1° Au moyen des *vapeurs nitreuses* (acide hypoazoti-
que) provenant de l'action de l'acide azotique sur la
tournure de cuivre ;

2° Au moyen du *chlore*, obtenu par l'action à chaud,
de l'acide sulfurique sur un mélange de bioxyde de

manganèse et de chlorure de sodium; ou par la décomposition, à froid, du chlorure de chaux par l'acide chlorhydrique;

3° Au moyen de l'acide sulfureux (obtenu par la combustion du soufre).

Toutes ces fumigations sont actives et très efficaces, il n'en est pas de même de celles qu'on obtient en vaporisant de l'*acide phénique*, du *camphre*, en faisant brûler des *clous fumants*, etc.

Fumigations médicamenteuses. — Les fumigations aqueuses et, par conséquent, humides sont pratiquées au moyen d'un appareil spécial: le pulvérisateur. Le liquide désinfectant est entraîné par un jet de vapeur et réduit en globules extrêmement fins qui restent en suspension dans l'air et constituent le *sprai*.

On pratique souvent des fumigations soit avec des *vapeurs sèches* (benjoin — sulfure de mercure), soit avec des *produits pyrogénés* provenant de la décomposition incomplète de certains corps par la chaleur (*résines, gommes-résines, sucre*, etc.). On obtient ces dernières soit en projetant les corps grossièrement pulvérisés sur des charbons ardents ou une plaque métallique rougie au feu ou bien en les mélangeant avec un corps comburant qui leur permet de brûler lentement une fois qu'ils ont été mis en contact avec un corps en ignition.

On prépare dans ce but les *cônes* ou *clous* fumants et les cartons fumigatoires.

Clous fumants.

Benjoin............................	80 gr.
Baume de Tolu.....................	20 —
Santal citrin.....................	20 —
Charbon végétal...................	500 —
Azotate de potasse................	40 —
Mucilage de gomme adragante.......	Q. S.

On fait une pâte que l'on divise en petits cônes, et dont la combustion, une fois commencée s'entretient d'elle-même.

Papiers et cartons fumigatoires. — Le papier fumigatoire le plus connu est le *papier nitré* que l'on obtient en imbibant du papier sans colle avec une solution saturée à froid d'*azotate de potasse.*

Le *carton fumigatoire* ou *anti-asthmatique* se prépare en faisant une pâte avec du papier sans colle, de l'azotate de potasse et un mélange de poudres de belladone, stramonium, digitale, etc. Cette pâte est comprimée dans des moules et convertie en carton par dessication.

On utilise ces deux préparations en les faisant brûler près du malade qui doit en respirer les vapeurs.

On pratique encore des fumigations sèches au moyen de cigarettes médicamenteuses que le malade fume en aspirant la fumée. Les plus connues sont les *cigarettes arsenicales* que l'on obtient en dissolvant 1 gramme d'*arséniate de soude* dans 20 grammes d'eau et en imbibant avec cette solution 20 petites feuilles de papier non collé qu'on roule en cigarettes après dessication.

On confectionne aussi des cigarettes de *belladone, stramonium, digitale*, etc., en introduisant dans du papier à cigarettes ordinaire *un gramme* de ces feuilles convenablement incisées et séchées ; on ajoute souvent une petite quantité d'azotate de potasse afin d'obtenir une combustion plus facile et plus régulière.

Les *fumigations humides*, qui sont toujours partielles, se pratiquent en soumettant les parties malades à l'action des vapeurs qui se dégagent d'un appareil spécial contenant un liquide volatil (le plus souvent de

l'eau) dans lequel baignent des plantes aromatiques et
que l'on porte à l'ébullition. Le membre est entouré
d'une étoffe imperméable constituant une enceinte
suffisamment close et dans laquelle la vapeur est diri-
gée par un conduit partant de l'appareil.

CHAPITRE II

DES CATAPLASMES

Les cataplasmes sont des médicaments réservés pour l'usage externe. Ils présentent la consistance d'une pâte molle et sont obtenus en délayant des farines ou des poudres dans de l'eau chaude, tenant en dissolution ou non des substances médicamenteuses.

Le cataplasme est un véritable bain *local* destiné à maintenir de l'*humidité* et de la *chaleur* à l'endroit où il est appliqué.

Depuis l'introduction en chirurgie des méthodes antiseptiques, le cataplasme est beaucoup moins employé.

Pour bien remplir son but, le cataplasme doit absorber la plus *grande quantité d'eau possible* et se refroidir *très lentement.*

Toutes les substances capables d'emmagasiner de l'eau peuvent servir à confectionner des cataplasmes mais il est préférable de se servir des farines de graines mucilagineuses et en particulier de *la farine de graine de lin.* Le cataplasme préparé avec cette farine présente toutes les qualités requises. L'eau chaude n'est pas seulement absorbée : elle forme avec l'huile contenue dans la farine une émulsion qui conserve longtemps la chaleur et présente en outre des propriétés adoucissantes très marquées.

La préparation des cataplasmes bien que très simple demande un peu d'habitude et quelques précautions. Il faut, en effet, que la pâte absorbe beaucoup d'eau afin de se conserver chaude le plus longtemps possible, et de présenter une consistance assez molle pour se mouler facilement sur les parties où on l'applique, d'autre part elle ne doit pas être assez liquide pour traverser le linge dans lequel on l'enferme. Il ne faut pas oublier que le cataplasme durcit à mesure qu'il se refroidit.

Il y a deux manières de faire les cataplasmes; chacune présente des avantages suivant la grandeur du topique.

1° Le Codex conseille de délayer la farine de lin dans l'eau froide, de manière à obtenir une bouillie très claire que l'on fait chauffer en remuant continuellement jusqu'à ce que l'on ait obtenu une pâte de consistance convenable. Ce moyen convient surtout lorsque le cataplasme doit être très volumineux et permet de lui donner une température aussi élevée qu'on jugera utile. Il ne faut pas oublier que le mélange épaissit beaucoup par la cuisson et acquiert ensuite de la consistance en se refroidissant.

2° On peut aussi faire avec de la farine et de l'eau froide une pâte épaisse, on attend que la farine ait absorbé toute l'eau, qu'elle soit bien gonflée, on ajoute alors de l'eau très chaude, de manière à communiquer à la masse la fluidité et la chaleur nécessaires. Ce procédé permet de préparer le cataplasme dans un récipient quelconque ; mais il n'est utilisable que si le topique est peu volumineux.

Le cataplasme une fois préparé ne peut être appliqué directement que sur les extrémités des membres; jambes et avant-bras, dans les parties où l'application et le nettoyage peuvent être faits facilement. Presque toujours il faut enfermer la pâte dans un linge de manière à pouvoir l'*appliquer* et l'*enlever* sans peine. On se sert pour cela de linge vieux et usé, de mousseline grossière ou de tarlatane non empesée. Le tissu doit être assez lâche pour laisser l'eau transsuder légèrement et cependant assez serré pour retenir la pâte. Afin que le cataplasme serve bien de bain local, il faut l'empêcher de se *dessécher* et de se *refroidir*. Pour cela on le recouvre de *taffetas gommé* ou de *gutta-percha laminée* et on place dessus un léger coussin ou des compresses.

La consistance du cataplasme ne doit être, ainsi que nous l'avons dit, ni trop *ferme*, ni trop *molle*. Son *épaisseur* doit être en rapport avec sa surface. Trop *mince* il se refroidit plus vite : trop *épais* il peut exercer sur les parties malades une *pression douloureuse*. Il ne faut jamais laisser refroidir entièrement un cataplasme ; il peut devenir trop rigide et causer de la douleur.

Les cataplasmes de farine de graine de lin sont les plus employés, cette farine doit être de bonne qualité et récemment pulvérisée. La farine ancienne peut être *devenue rance* et par *suite irritante*. Cette farine que le plus souvent le malade prend en dehors des pharmacies est parfois mélangée de tourteau. L'huile de lin qu'on extrait par expression des semences est un produit industriel fort employé et le tourteau n'a pas de valeur et très peu d'emploi. La farine de lin mélangée de tourteau n'est presque plus adoucissante, n'absorbe pas beaucoup d'eau et ne donne pas une pâte bien liée. Lorsqu'elle est de bonne qualité elle tache en quelques instants les sacs de papier dans lesquels on la place, sans même qu'il soit besoin de la comprimer : avec la farine mélangée de tourteau les taches de matière grasse n'apparaissent qu'au bout d'un temps parfois assez long.

Additions aux cataplasmes. — On ajoute parfois au cataplasme de farine de lin des *poudres*, des *extraits*, des *huiles*, et divers liquides médicamenteux. Si ces substances sont en quantité suffisante on peut les mélanger soit à la farine (*poudres, huiles*), soit les dissoudre dans l'eau (*extraits*) qui sert à confectionner le cataplasme ; dans le cas contraire on les étale ou on les verse à la surface du cataplasme au moment de l'appliquer.

C'est ce que l'on fait en particulier pour le laudanum que l'on verse par gouttes à la surface du cataplasme, l'absorption se fait d'une manière très sensible surtout chez les jeunes enfants.

On prépare, encore, mais bien rarement des cataplasmes avec des poudres (poudre de ciguë) ou des farines (farines résolutives) : ces substances ne sont pas oléagineuses et absorbent moins d'eau que la farine de lin. La préparation du topique est du reste identique.

On employait également autrefois, des cataplasmes faits avec des pulpes végétales (voir à pulpes). Les pulpes étaient *crues* ou *cuites* ce qui modifiait souvent leurs propriétés, ainsi la pulpe d'oignons *crus* est *rubéfiante*, celle d'oignons *cuits* est émolliente.

Cataplasmes d'amidon et de fécule de pommes de terre. — Ces cataplasmes sont très employés, ils ne possèdent pas des propriétés aussi émollientes que ceux de farine de graine de lin, mais ils n'ont pas d'odeur, ce qui permet de les appliquer sur la face, et partout où la peau, déjà malade, demande à être ménagée.

On prend :

> Fécule de pommes de terre ou amidon.   50 gr.
> Eau ....   500 —

On délaye la substance amylacée dans environ 100 grammes d'eau, de manière à obtenir un lait épais ; on porte à l'ébullition le reste de l'eau et on y verse le lait d'amidon par petit filet, de manière à ne pas interrompre l'ébullition que l'on ne prolonge que quelques instants [1]. On obtient ainsi un empois épais ; cet empois est enfermé dans un linge fin et dont le tissu est serré, autrement il passerait au travers. On peut faire à ces cataplasmes des additions, soit à la surface, soit, si les substances sont solubles, en les faisant dissoudre dans l'eau qui sert à la préparation. Il est important de ne pas laisser refroidir sur place les cataplasmes d'amidon car ils deviennent encore plus rigides que ceux de farine de lin.

Cataplasmes au fucus. — Le *fucus crispus,* qui renferme beaucoup de mucilage, est utilisé pour la confection de cataplasmes en feuilles que l'on dessèche et dont la conservation est assurée. Pour l'usage il suffit de tremper la feuille dans l'eau chaude : elle se gonfle beaucoup et on l'applique en la recouvrant d'une feuille de *gutta-percha laminée.* Ces cataplasmes sont très utiles en voyage. On les prépare en imprégnant une feuille de ouate cardée avec une décoction épaisse de fucus. Après dessication à l'étuve la plaque n'a qu'une épaisseur de 2 à 3 milimètres environ :

Cataplasmes de farine de moutarde ou *sinapisme.* — Tous les cataplasmes dont nous venons de parler sont émollients ; celui de farine moutarde, désigné habi-

---

1. Une ébullition trop longtemps prolongée liquéfierait l'empois.

tuellement sous le nom de sinapisme est *irritant* et *révulsif*.

On sait que le principe actif de la moutarde, l'huile volatile, ne préexiste pas dans la graine et qu'il prend naissance au contact de l'eau. Ce liquide permet, en effet, à la myrosine (ferment) d'agir sur le myronate de potasse, et de produire *l'huile essentielle* ; mais cette *fermentation* est entravée par l'action d'une chaleur *supérieure à* 40 degrés et par *les acides*.

La farine de moutarde doit être pulvérisée par petites quantités à la fois et conservée en boîtes fermées, et à l'abri de l'humidité. Pour préparer le sinapisme on doit se servir d'eau tiède, dont la température ne dépasse pas 40 degrés (voir à pédiluves).

Pour obtenir le sinapisme on délaye rapidement la farine dans l'eau tiède ; on enferme dans un linge *assez fin* et on applique à l'endroit déterminé. L'effet révulsif se produit presque immédiatement ; il commence par une sensation de chaleur qui se transforme bientôt en brûlure et peut aller jusqu'à la vésication si on oublie d'enlever le topique en temps opportun. Si le malade n'a pas sa connaissance et ne peut prévenir, il est donc indispensable de soulever de temps à autre un angle du sinapisme et de se rendre compte de la rougeur de l'épiderme.

Souvent on promène les sinapismes c'est-à-dire qu'une fois la révulsion obtenue dans un endroit déterminé on déplace le sinapisme et on le pose un peu plus loin de façon à ce qu'il agisse sur une autre partie. On peut ainsi avec un seul sinapisme faire de la révulsion sur une large surface.

Cataplasmes sinapisés. — Le cataplasme sinapisé permet d'obtenir une révulsion un peu moins énergique qu'avec le sinapisme. On commence par préparer un cataplasme de farine de lin *peu* épais et *assez mou* on attend qu'il soit *tiède* on répand alors à la surface une petite quantité de farine de moutarde et on l'applique à l'endroit désigné : on peut le promener si cela est utile. La révulsion produite par le cataplasme sinapisé est moins douloureuse que celle du sinapisme, ce qui permet de la prolonger plus longtemps.

Sinapismes en feuilles. — Le sinapisme classique, préparé comme nous avons indiqué avec la farine de moutarde n'est presque plus employé aujourd'hui ; il est remplacé par le sinapisme en feuille ou sinapisme Rigollot (du nom de son inventeur), qui présente l'avantage de ne nécessiter aucune manipulation autre que de le mouiller et dont la conservation est pour ainsi dire indéfinie. On a donc sous la main une préparation d'une activité constante et rapide. La farine de moutarde renferme comme celle de lin une huile grasse, dont l'action révulsive est nulle, et qui en rancissant à la longue est, avec l'action de l'humidité, une des causes d'altération de cette farine. On commence par séparer cette huile par expression puis par un lavage de sulfure de carbone ou à l'essence de pétrole. La farine ainsi privée d'huile est tout aussi active que la farine naturelle et se conserve indéfiniment : on l'emploie du reste sous cette forme pour préparer des sinapismes avec l'eau.

Pour confectionner, les sinapismes en feuilles on fait, au moyen d'un tamis tomber une couche mince et uniforme de cette farine, sur une feuille de papier non collée et préalablement enduite d'un vernis constitué par une dissolution de caoutchouc dans l'essence de pétrole ou le sulfure de carbone. On exerce ensuite avec un rouleau une pression modérée qui fait pénétrer la poudre dans le vernis et la fixe ainsi sur le papier. On laisse sécher d'abord à air libre, puis dans une étuve modérément chauffée. On découpe ensuite en petites feuilles que l'on conserve dans des boîtes de fer blanc dans un endroit *sec* [1].

Pour faire usage de ce sinapisme en feuille il suffit de le tremper ou de l'arroser avec de l'eau froide ou

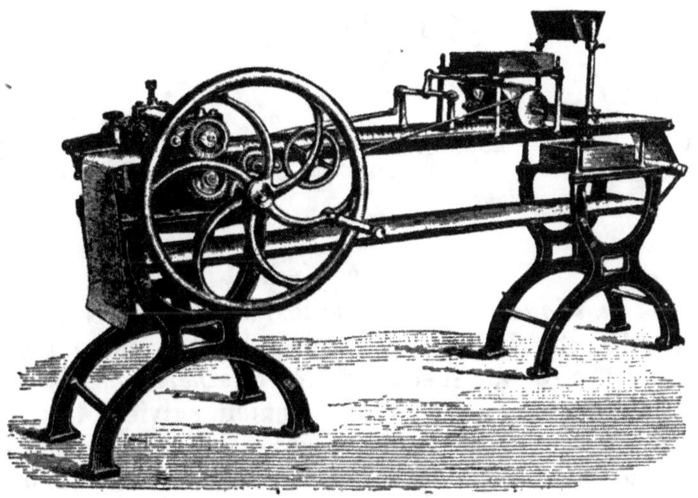

Fig. 10. — Machine Nègre pour fabriquer les sinapismes.

tiède et de l'appliquer : mais pour qu'il agisse bien il faut déterminer une adhérence à l'épiderme au moyen d'une pression suffisante : on le recouvre au besoin d'une compresse et on le maintient avec une bande si cela est nécessaire, mais le plus souvent cette précaution est inutile. Ces sinapismes sont au moins aussi actifs que ceux qui sont préparés directement avec la farine : il faut bien surveiller leur application pour éviter la vésication que nous avons signalée plus haut.

1. Dans l'industrie on emploie des machines spéciales d'une construction très ingénieuse. Nous donnons ci-contre (fig. 10) le dessin d'une de ces machines fabriquée par la maison Nègre.

CHAPITRE III

Les *caustiques* sont des médicaments destinés à détruire les chairs avec lesquels on les met en contact. On les désigne aussi sous le nom d'*escharotiques* parce que leur application est habituellement suivie de la production d'une *eschare*. Cette eschare est plus ou moins profonde suivant l'énergie du caustique ; elle se détache spontanément ou on en favorise l'élimination en appliquant des cataplasmes émollients.

Lorsque le caustique n'est destiné qu'à produire une action superficielle on le désigne sous le nom de *cathérétique*. Le nombre des caustiques est assez grand. Le plus ancien est le *fer rouge* ou *cautère actuel* remplacé aujourd'hui par le *thermo-cautère* du D*r* Paquelin et son *néo-cautère*.

Comme *caustiques chimiques* on emploie les acides *concentrés* (*acides sulfurique, azotique, acétique*) ou les alcalis (*potasse*) ; des sels acides (*nitrate acide de mercure*) et des sels facilement décomposables au contact des substances organiques (*nitrate d'argent, chlorure d'or*).

Nous allons passer en revue les plus usités.

L'acide sulfurique était autrefois très employée comme caustique : afin de rendre son maniement plus facile on la mélangeait avec de la poudre de safran (Velpeau) ou plus économiquement avec du charbon pulvérisé.

L'acide arsénieux formait la base de pâtes escharotiques dont voici la composition.

Pâte arsénicale faible (A. Dubois).

Acide arsénieux pulv................	10 gr.
Sulfure rouge de mercure pulv......	160 —
Sang dragon pulv..................	80 —

Cette poudre renferme 1/25 de son poids d'acide arsénieux.

Pâte arsénicale forte (frère Côme).

Acide arsénieux pulv................	10 gr.
Sulfure rouge de mercure pulv......	50 —
Poudre d'éponges torréfiées.........	20 —

Cette pâte renferme 1/8 de son poids d'acide arsénieux.

On a renoncé à l'usage de ces deux préparations à la suite de nombreux accidents.

Le chlorure de zinc est aujourd'hui très employé comme caustique et forme la base de la pâte de Canquoin que le Codex fait préparer de la manière suivante :

Chlorure de zinc....................	32 gr.
Oxyde de zinc......................	8 —
Farine desséchée...................	24 —
Eau, Q. S. environ.................	4 —

Cette pâte est étendue en plaques d'une épaisseur de 2 à 3 millimètres ou bien découpée en flèches (triangles très aigus).

Le Dr Perier emploie, avec avantage, un glycérolé d'amidon contenant en dissolution des proportions variables de chlorure de zinc et enfermé dans des petits étuis en étain munis d'un orifice fermant à vis, et qui servent habituellement à renfermer des couleurs.

Un caustique également très employé est le caustique de potasse et de chaux plus connu sous le nom de *caustique de Vienne*.

On le prépare en pulvérisant et en mélangeant avec soin 50 grammes de potasse caustique à la chaux avec 60 gram. de chaux caustique. L'opération doit être faite dans un mortier en fer chauffé ; et le mélange conservé dans un flacon sec et bien bouché, on doit du reste le préparer au moment du besoin.

Le *caustique Filhos* se prépare en faisaint *fondre* 100 grammes de potasse caustique et en y incorporant 20 gram. de chaux vive finement pulvérisée : ce mélange est coulé dans des tubes en plomb ou dans une lingotière : dans ce dernier cas on enveloppe les cylindres dans de la gutta-percha afin de les préserver de l'humidité.

Le *nitrate acide de mercure* est un caustique liquide très employé.

Le *nitrate d'argent* (pierre infernale) est assez connu pour nous permettre de ne pas en parler trop longuement. On coule le sel dans une lingotière et on lui donne la forme de crayon de 5 à 6 millimèt. de diamètres[1]. Afin de diminuer au besoin la puissance de ce caustique on le mélange avec de l'azotate de potasse qui entre en fusion en même temps et on obtient de cette manière des crayons *mitigés* à 1/3 (lorsqu'ils ren-

---

1. Le nitrate d'argent coulé en crayon est naturellement blanc : il ne doit sa couleur gris de fer qu'à une petite quantité d'argent qui se trouve réduit pendant la fusion, se mélange à la masse et la colore.

ferment 1/3 de nitrate d'argent) à 1/2 lorsqu'ils contiennent parties égales des deux sels.

Le *sulfate de cuivre* est un cathérétique très employé.

Moxas

Le moxa est tout à la fois un *révulsif* et un *caustique* dont l'usage est à peu près abandonné. Il est constitué par un petit cylindre ou cône de matière susceptible d'éprouver une combustion lente. On l'applique sur la peau et on allume l'extrémité libre. La chaleur se transmet par conductibilité et rayonnement et produit une action d'autant plus vive que le foyer de combustion se rapproche davantage de l'épiderme. La brûlure peut même devenir assez profonde si on laisse le moxas se consumer sur place.

Les *moxas* sont connus depuis très longtemps : les Chinois les préparent avec de la *bourre* provenant d'une espèce d'armoise. Aujourd'hui on se sert de moelle de sureau, de coton desséché après avoir été imprégné d'une solution de nitrate de potasse destinée à faciliter la combustion.

Vésicants.

La *vésication* est caractérisée par une irritation de l'épiderme qui ne va pas jusqu'à la brûlure et n'est pas suivie de la production d'une eschare ; mais de l'apparition d'une *cloque* ou *vésicule* produite par l'accumulation de *sérosité* sous cet épiderme. Une fois la sérosité écoulée, l'épiderme se mortifie, se détache et se renouvelle sans formation d'eschare.

La vésication peut être produite par un *caustique dont on modère l'action* (ammoniaque, hydrate de chloral), mais jamais un *vésicant* ne peut devenir un **caustique**.

Les *caustiques* atténués ne sont employés que rarement comme vésicants et seulement dans les cas ou il faut agir vite. On emploie alors soit *l'ammoniaque,* soit *l'acide acétique* (vésicatoire de Beauvoisin). On imprègne avec ces liquides une rondelle d'amadou que l'on applique sur l'épiderme et que l'on recouvre d'une feuille de taffetas gommé pour empêcher l'évaporation.

La vésication proprement dite ne peut être obtenue qu'avec les substances *vésicantes ;* elle est plus lente qu'avec les caustiques, mais beaucoup plus profonde et plus régulière ; l'accumulation de la sérosité est bien plus considérable. Le plus actif des vésicants et à peu près le seul employé est la *mouche cantharide* dont le principe actif est la cantharidine. On emploie parfois comme vésicant et à défaut de *cantharide* des *méloës* et des *mylabres*. Parmi les substances végétales la *gomme résine d'Euphorbe* jouit de propriétés vésicantes assez marquées ; elle entre, du reste, dans la composition d'un assez grand nombre de préparations. Citons encore l'*écorce de Garou.*

L'emplâtre vésicatoire du Codex est préparé d'après la formule suivante :

Cantharides finement pulvérisées......	420	gr.
Résine élémi.................. ...	100	—
Huile d'olives................	40	—
Onguent basilicum..................	300	—
Cire jaune......................	400	—

Il renferme le tiers de son poids de poudre de cantharide et présente une activité suffisante. Nous verrons plus loin (voir emplâtres p. 121) comment on doit l'appliquer pour qu'il produise le maximum d'effet et le plus rapidement possible ; c'est là un point important car très souvent le malade, et même le médecin, sont portés à attribuer à une mauvaise préparation de l'emplâtre un défaut d'action qu'il faut uniquement imputer à une mauvaise application.

L'emplâtre vésicatoire dont nous avons donné la formule est une préparation officinale ; mais *l'écusson* que l'on délivre au public est préparé au moment du besoin et sur les indications du médecin ; celui-ci devra donc toujours bien spécifier la *forme* et les *dimensions* qu'on doit lui donner. Nous insistons pour que le médecin formule d'une manière assez claire pour qu'il n'y ait pas confusion. Il doit indiquer les deux dimensions de l'écusson; par exemple prescrire un emplâtre vésicatoire de 8 cent. *de large* sur 12 *de long* (la surface de cet emplâtre sera de $8 \times 12 = 96$ centimètres carrés) et ne pas écrire un emplâtre *de* 10 *centimètres carrés* alors qu'il veut prescrire un emplâtre de 10 cent. *de long* sur 10 *de large*. Un emplâtre de cette dernière dimension présente une surface de 100 cent. carrés tandis que l'emplâtre tel qu'il est formulé (10 cent. carrés) n'aurait que trois centimètres environ de côté. Nous verrons plus loin comment on prépare les écussons, comment on les applique et comment on assure leur adhérence à l'épiderme.

La durée de l'application de l'emplâtre vésicatoire est très variable (2 à 10 heures), suivant l'effet que l'on veut obtenir et suivant aussi la résistance de l'épiderme à la vésication, résistance fort variable d'un sujet à un autre. Très souvent la cloque n'apparaît que lorsque l'emplâtre a été enlevé ; lorsque l'épiderme irrité a subi le contact de l'air, on peut en déterminer la formation rapide en appliquant un cataplasme tiède de farine de lin ou d'amidon.

L'emplâtre vésicatoire le plus actif est celui qui est

préparé au moment du besoin. Il existe cependant des toiles vésicantes confectionnées à l'avance et dans lesquelles il suffit de découper un écusson de la grandeur nécessaire. Ces toiles vésicantes sont surtout utiles en voyage et partout où l'on ne peut pas se procurer facilement des médicaments ; mais elles sont moins actives que l'écusson fait avec l'emplâtre du Codex ; elles n'adhèrent pas facilement à l'épiderme et il faut les maintenir en place au moyen d'un bandage approprié.

On prépare également des toiles à base *de cantharidine*. Cette substance est dissoute à la faveur d'une petite quantité de *potasse* et mélangée à une masse adhérente, qui est étalée sur du taffetas.

On a proposé l'emploi de *collodion cantharidé*, et aussi celui de produits désignés sous le nom de vésicatoires liquides. Ils sont généralement constitués par des extraits chlorofomiques de cantharides, contenant une petite quantité de cire qui détermine leur adhérence à l'épiderme. Toutes ces préparations paraissent au premier abord constituer un progrès sur l'emplâtre classique ; mais il n'en est rien, leur activité est moins grande ; leur action ne se produit pas d'une manière aussi certaine et de plus on ne peut la modérer aussi facilement et la réduire à un temps déterminé. Lorsque la vésication est produite on peut ou bien activer la dessication et faciliter le renouvellement de l'épiderme, soit par des pansements secs ou de la vaseline boriquée, ou bien au contraire favoriser et entretenir un certain temps l'écoulement de la sérosité au moyen de pommades légèrement irritantes, connues sous le nom de pommades épispastiques dont nous parlerons plus tard (voir pommades).

CHAPITRE IV

COLLYRES

Les collyres sont des médicaments destinés au traitement des affections des yeux et des paupières. Ils sont *liquides, mous* (pommades) ou *secs* (poudres) et très rarement gazeux (vapeurs ammoniacales).

Collyres liquides. — Les collyres liquides qui sont les plus employés, sont destinés, soit à baigner largement les yeux et les paupières soit au contraire à être *instillés* par gouttes. Ils ont comme *excipient* des eaux distillées, quelquefois des infusions, et comme base, des sels solubles. Leur préparation exige certaines précautions : les eaux distillées et surtout les infusions seront filtrées avec soin, sur un papier *blanc* et *serré*. Il faut que le liquide soit parfaitement limpide et ne retienne en suspension aucune particule végétale. Aucun liquide destiné à la préparation des collyres ne devra être obtenu par décoction ; nous avons vu, en effet, que les décotés se troublaient toujours par refroidissement.

Les collyres liquides sont des préparations essentiellement magistrales qui, le plus souvent, ne se conservent pas longtemps ; il faut les rejeter aussitôt qu'ils se troublent et présentent la moindre trace d'altération. Il est bon de ne les faire préparer qu'en petite quantité 30 à 60 grammes, à moins qu'ils ne soient destinés à baigner *largement* les yeux.

Mode d'emploi. — Lorsque le collyre doit être employé pour lotionner les yeux et les paupières on peut faire usage d'une éponge fine ou d'un tampon de coton hydrophile que l'on jette à chaque fois, ce dernier moyen est même préférable. Souvent aussi on se sert d'une œillère, petit vase, analogue à un coquetier ; mais d'une forme ovale et arquée qui lui permet de se mouler exactement contre l'arcade sourcillière. Ces œillères sont en cristal ou en porcelaine ; on doit préférer les premières, parce qu'il est plus facile de constater leur propreté et de s'assurer, par suite de leur transparence, si le patient emploie convenablement le collyre. Pour faire usage d'une œillère on l'emplit aux trois quart de médicament, puis, le patient, inclinant la tête en avant applique le pourtour de l'orbite contre les parois de l'œillère, et presse assez fortement de manière à ce que le liquide ne puisse s'échapper lorsqu'il redressera la tête et l'inclinera en arrière, il doit alors ouvrir les paupières et les agiter, de manière à ce que le liquide puisse venir en contact avec le globe oculaire : il se redresse ensuite et ne doit détacher l'œillère que lorsqu'il est revenu à sa première position.

Les *collyres actifs* sont employés *par gouttes* : on a recours à l'*instillation*. Cette opération consiste à laisser tomber dans l'œil quelques gouttes de liquide que l'on fait ensuite pénétrer sous les paupières : on la pratique le plus souvent avec un compte-goutte. Pour cela on remplit en partie l'instrument de liquide : on le prend entre les doigts comme une plume à écrire et après avoir renversé en arrière la tête du patient, on appuie la main sur la racine du nez de manière à ce que la pointe du compte-gouttes soit à un ou deux centimètres au-dessus de l'angle interne de la paupière. En pressant lentement sur le caoutchouc on détache un nombre de gouttes déterminé et on facilite la diffusion du liquide en passant légèrement le doigt sur les paupières. En opérant ainsi, la main bien appuyée sur la racine du nez, suit les mouvements de la tête du patient et il ne risque pas de se blesser contre la pointe de l'instrument, à la suite d'un mouvement brusque.

Au lieu d'un compte-gouttes en verre on peut faire usage d'un simple tube de papier, obtenu en roulant une feuille de papier autour d'un crayon. On peut alors porter directement le liquide sous la paupière sans craindre de blesser le patient. Souvent aussi on fait tomber les gouttes avec le flacon ; en éloignant légèrement le bouchon du goulot.

Le maniement des collyres demande donc beaucoup de précautions et surtout de propreté, on les conserve de préférence dans des flacons bouchés à l'émeri et à l'abri de la lumière. (Eserine, nitrate d'argent.) Les flacons doivent être en verre *jaune* et non *bleu*.

Lorsqu'on fait usage d'un compte-gouttes il faut le passer à l'eau après chaque opération, et ne pas remettre dans le flacon l'excédent du liquide qu'on aura retiré. Enfin il faut renouveler un collyre toutes les fois que le liquide deviendra trouble et présentera un commencement d'altération.

Les formules des collyres liquides sont toujours très simples, ils sont, en effet, la plupart du temps constitués par des solutions de sels dans des eaux distillées et plus rarement dans des infusions médicamenteuses. Parfois on ajoute des extraits, ils sont alors facilement altérables.

Voici quelques exemples de formules :

Collyre au sulfate de zinc.

Sulfate de zinc pur...............   0 gr. 15
Eau distillée de roses............   100 —

Collyre astringent opiacé.

Sulfate de zinc...................   0 gr. 10
Extrait d'opium...................   0 — 20
Eau distillée de roses............   150 —

Filtrez avec soin : doit être renouvelé aussitôt que le liquide devient trouble.

Les collyres de sulfate d'atropine, d'éserine et autres doivent être préparés avec de l'*eau distillée simple* il en est de même de ceux qui sont à base d'azotate d'argent.

Collyres mous. — On désigne sous ce nom des *pommades* qui ont pour excipient des *corps gras* ou de *la vaseline*. Elles démandent à être préparées avec des soins tous particuliers. Lorsque le principe actif qu'elles renferment est insoluble il est nécessaire qu'il soit *pulvérisé avec soin* et même *porphyrisé*. Cette porphyrisation doit être pratiquée en mélangeant le corps avec une petite quantité de l'excipient qui servira à préparer la pommade. Toutes les fois que cela sera ossible on emploira des corps obtenus par *précipitavion ;* ils sont alors dans un état de division beaucoup plus grand.

Ainsi on prendra *l'oxyde jaune de mercure précipité par la potasse* au lieu *d'oxyde rouge obtenu par voie sèche et porphyrisé.*

Autrefois on employait comme excipient des pommades antiophtalmiques, *l'axonge, le beurre frais, le cérat sans eau.* Toutes ces substances présentaient l'inconvénient de rancir plus ou moins vite, et de devenir irritantes ; aujourd'hui on les remplace avec avantage par la *vaseline*.

Ces pommades doivent être préparées par petite quantité : afin d'être toujours récentes ; leur application ne présente pas de grandes difficultés. Si elle doit être faite sur le bord libre des paupières on place gros comme un grain de blé de pommade sur le bout du doigt : on attend que la chaleur du corps l'ait fait ramollir puis on l'applique directement, en lissant au besoin les cils. Si la consistance de la pommade est suffisamment molle on peut l'appliquer avec un pinceau de blaireau.

Si c'est le bord interne des paupières qui doit être graissé, on les retournera, ou on les écartera de l'œil et on fera l'application avec un pinceau.

Si enfin la pommade doit être déposée sur le globe même de l'œil on écarte les paupières et on dépose le médicament avec la pointe d'un pinceau.

Pommade à l'oxyde rouge de mercure.
Pommade de Lyon.

Oxyde rouge de mercure porphyrisé.... 1 gr.
Vaseline................................ 15 —

A l'oxyde rouge porphyrisé on substitue, avec avantage, l'oxyde jaune précipité.

La célèbre pommade du Régent est obtenue en porphyrisant avec soin.

Oxyde rouge de mercure............... 1 gr.
Acétate de plomb cristallisé........... 1 —
Camphre pulv....................... 0 — 50

et incorporant dans

Vaseline............................... 18 gr.

Le nouveau Codex a substitué la vaseline au *beurre frais* qui figure dans les anciennes formules.

Collyres secs. — On désigne sous ce nom des *poudres* que l'on insufle dans l'œil. Ces poudres doivent toujours être aussi ténues que possible et porphyrisées lorsque leur nature le permet. Les formules de ces collyres secs sont peu variées ; c'est presque toujours le calomel qui en est la base, souvent même on l'emploie en nature. Il doit toujours être *lavé avec soin* et *porphyrisé*.

Les poudres composées les plus employées sont les suivantes :

Collyre sec de Velpeau : calomel et sucre porphyrisé, ââ **P. E.**
Collyre sec de Dupuytren : calomel, tuthie et sucre cundi, ââ **P. E.**

On applique les *collyres secs* soit en renversant en arrière la tête du malade, en écartant les paupières et laissant tomber une pincée de poudre, soit en plaçant une petite quantité de cette poudre dans un tube de papier, qu'en soufflant légèrement, on projette dans l'œil.

Les crayons de nitrate d'argent *pur* ou *mitigé* et ceux de sulfate de cuivre peuvent encore être considérés comme des collyres secs.

Collyres gazeux. — On désigne sous ce nom des liquides *volatils aux vapeurs* desquels on expose les yeux. Ces liquides sont ordinairement de nature alcoolique et on en facilite l'évaporation soit en les plaçant dans un vase légèrement échauffé, soit tout simplement en en versant une petite quantité dans la paume de la main ; en l'arrondissant en coquille et en l'appliquant devant les yeux. De toutes manières il faut éviter le contact du liquide avec l'œil.

Le collyre gazeux de *Furnari* est le plus connu.

On le prépare avec :

Ammoniaque liquide...................	5 gr.
Ether sulfurique.....................	5 —
Eau distillée........................	20 —

On emploie souvent aussi le mélange suivant :

Alcoolat de Fioravanti..................	30 gr.
Ammoniaque liquide..................	5 —

Incompatibles. — Dans la prescription des collyres il faut éviter avec soin toutes les associations qui peuvent donner lieu à des précipités. Les *acétates* et *sous acétate de plomb liquide* sont très employés, il ne faut pas oublier qu'ils forment des sels *insolubles* avec tous les *sulfates, phosphates, carbonates, iodures et bromures alcalins*.

Dans la formule d'un collyre astringent il ne faut pas associer le *tannin* avec des sels métalliques (zinc ou plomb) il y a précipitation.

L'eau distillée simple est le seul véhicule qui puisse être employé avec le nitrate d'argent ; ce sel serait décomposé par des eaux distillées médicamenteuses les mucilages, infusions et toutes substances organiques.

Il ne faut pas associer comme antiseptique, même à la dose de quelques milligrammes, le sublimé corrosif à des solutions d'alcaloïdes. Il se forme à la longue un précipité.

CHAPITRE V

EMPLATRES. — ONGUENTS. — SPARADRAPS. — PAPIERS ÉPIS-
PASTIQUES ET A CAUTÈRES. — TAFFETAS. — COLLODION.

Les *emplâtres* et les *onguents* sont des médicaments destinés à être appliqués sur la peau à laquelle ils adhèrent plus ou moins fortement.

Les *onguents* sont constitués par un mélange *de corps gras* associés à des *résines* ou *des gommes résines*, ce qui les différencie des *pommades* dont nous parlerons plus loin.

Les *emplâtres* ont à peu près la même composition que les *onguents*, mais ils renferment une proportion plus grande *de résine*, ce qui les rend plus *agglutinatifs*, et ils ont pour *base un savon d'oxyde de plomb*.

Onguents.

Nous avons dit que les onguents étaient constitués par un mélange de *résines* et de *gomme résines* avec des *corps gras*, mais le plus souvent on incorpore à ce mélange d'autres éléments telles que *des extraits*, des *substances chimiques*.

Ces substances ne se mélangent pas toujours facilement, et c'est ce qui constitue la seule difficulté dans la préparation des emplâtres qui doivent avant tout être bien homogènes. On les prépare soit par simple mélange à froid et au mortier, soit en employant la chaleur.

Les résines sont solides et friables on ne peut donc les mélanger avec les corps gras qu'après les avoir préalablement fait fondre. Il en est de même pour les gommes résines.

Très souvent ces produits naturels sont mélangés à des impuretés dont il est nécessaire de les séparer ; pour cela on les fait fondre et on les passe à travers un linge. Lorsqu'il entre dans la composition de l'emplâtre des corps résineux dont le point de fusion est beaucoup plus élevé que celui des corps gras, il faut les faire fondre en premier lieu et ajouter ensuite les corps gras qui souvent se liquéfient sans qu'il soit besoin de chauffer plus longtemps. En un mot il faut prolonger le moins possible l'action de la chaleur sur les corps qui constituent l'emplâtre. S'il entre dans la formule des corps volatils tels que camphre, huiles essentielles, il ne faut les ajouter qu'à la fin de l'opération et lorsque l'onguent est soustrait à l'action du feu.

Les extraits seront ramollis et mélangés avec un peu d'huile avant d'être ajoutés à l'onguent ; les sels chimiques et les substances insolubles dans les corps gras seront pulvérisés avec soin, délayés dans un peu d'huile, et mélangés à l'onguent lorsqu'il commence à se refroidir. On devra agiter jusqu'à refroidissement complet.

Les poudres *végétales* devront être *desséchées avec soin*, car l'humidité qu'elles pourraient contenir serait instantanément vaporisée au moment de leur mélange avec l'onguent dont la température peut être supérieure à 100°, il en résulterait la formation d'une grande quantité de mousse et le mélange se répandrait en dehors du vase.

Les onguents très employés autrefois comme *excitants*, *suppuratifs* ou comme *émollients et résolutifs* ont perdu beaucoup de leur importance depuis l'introduction des méthodes antiseptiques en chirurgie. Voici la composition de quelques onguents encore employés.

Onguent basilicum ou suppuratif.

Poix noire	50	gr.
Colophane	50	—
Cire jaune	50	—
Huile d'olives	200	—

On fait d'abord liquéfier la poix et la résine puis on ajoute la cire et l'huile.

Onguent de Styrax.

Cet onguent, encore très employé comme stimulant des ulcères indolents, se prépare avec :

Styrax liquide, Résine élémi, Cire jaune	ââ 100	gr.
Colophane	180	—
Huile d'olives	150	—

On fait d'abord liquéfier la *colophane*, la *cire* et la *résine élémi*. On retire du feu et on ajoute le styrax et lorsqu'il est à son tour liquéfié on verse l'huile et on passe.

Il existe un autre groupe d'onguents ne contenant pas de résine proprement dite et dans lesquels le corps gras est remplacé par du jaune d'œuf. On désigne ces préparations sous le nom *d'onguents digestifs*. On les obtient par simple *mélange au mortier*, et sans avoir recours à l'action de la chaleur.

L'excipient commun de tous ces onguents est *l'onguent digestif simple* que l'on prépare de la manière suivante.

Onguent digestif simple.

Térébenthine du mélèze............   40   gr.
Jaune d'œuf................... N° 1
Huile d'olives....................   10   —

On mélange au mortier la térébenthine et le jaune d'œuf puis on ajoute l'huile.

Avec cet onguent on prépare les suivants, également par simple mélange au mortier.

Onguent digestif animé.

Digestif simple....................   40   gr.
Styrax liquide purifié..............   30   —

Onguent digestif mercuriel.

Digestif simple....................   30   gr.
Onguent mercuriel...............   30   —

Le mode d'application de ces onguents est très simple : leur consistance est assez molle pour qu'on puisse les étaler facilement à l'endroit voulu. Ou bien on enduit avec eux soit une compresse soit des plumasseaux de charpie que l'on met ensuite en place.

Emplâtres.

Les emplâtres proprement dits diffèrent des *onguents* par une consistance beaucoup plus ferme due à une proportion plus considérable de résine, ou à la présence d'un savon à base d'oxyde de plomb. Ils adhèrent beaucoup plus à la peau et à cause de leur consistance il n'est pas possible de les appliquer directement, il faut auparavant les transformer soit en *sparadraps* soit en *écussons*. *L'onguent* est le plus souvent étalé sur des *plaies* et des parties *dénudees* ; l'emplâtre est au contraire appliqué sur la peau *recouverte de son épiderme*. Son application est toujours prolongée un certain temps et les effets thérapeutiques qu'il produit sont très variés.

D'après la définition que nous avons donnée les emplâtres se divisent en deux catégories. Les emplâtres *résineux* et les emplâtres proprement dits à base de savon *d'oxyde de plomb*.

1° EMPLATRES RÉSINEUX. — La préparation de ces emplâtres nécessite comme celle des onguents l'emploi de la chaleur. Si les divers corps constituants ne présentent pas des points de fusion trop différents on peut les mélanger et les chauffer tous ensemble ; dans le cas contraire il est nécessaire de déterminer tout d'abord la liquéfaction des *résines* et on ajoute ensuite les *corps gras*.

Les emplâtres résineux peuvent comme les onguents tenir en suspension des poudres *végétales* ou *minérales* qui doivent être très finement pulvérisées, les premières sont *desséchées avec soin* ; l'introduction de ces poudres ne doit se faire qu'après fusion complète des corps emplastiques et au moment où le refroidissement va commencer ; on doit agiter jusqu'à solidification complète de manière à ce que le mélange soit bien homogène et reste tel. L'incorporation des gommes résines qui se ramollissent facilement par la chaleur demande à être faite avec soin.

La consistance des emplâtres résineux ou autres est beaucoup plus *ferme* que celle des onguents ; ils ne peuvent être étalés directement sur l'épiderme et souvent ne deviennent agglutinatifs que si on les ramollit en chauffant légèrement. Pour les conserver on les divise et on les roule en petits cylindres d'environ 12 centimètres de long sur 1 cent. 1/2 de diamètre, que l'on désigne sous le nom de *magdaléons*. On les saupoudre d'une poudre inerte (lycopode, talc) afin qu'ils n'adhèrent pas entre eux et on les conserve dans un endroit *frais*. Le *magdaléon* constitue la préparation *officinale* de l'emplâtre.

Pour appliquer un emplâtre il est nécessaire d'étaler le *magdaléon en couche mince sur un support approprié* ; c'est là la préparation *magistrale* qu'on désigne sous le nom d'*écusson* et que le public appelle *emplâtre*.

Ecussons. — Nous venons de définir l'*écusson*, c'est-à-dire l'emplâtre, qui est préparé et prêt à être appliqué sur la peau. Les supports qui servent à préparer l'écusson sont assez nombreux. Les plus employés sont la *peau*, la *toile*, le *taffetas* et le *sparadrap* de *diachylon*[1].

Le médecin doit toujours indiquer la nature du support, et en confectionnant l'écusson, le pharmacien doit laisser déborder ce support de 1 à 2 centimètres, de manière à faciliter l'application et le maniement de l'écusson, ou à le maintenir en place si le support est agglutinatif (diachylon).

Pour confectionner un écusson on commence par

---

1. Rectifions de suite une confusion faite presque constamment dans le langage ordinaire. De même que le mot *écusson* désigne un emplâtre étalé sur un *support quelconque*, de même le mot *sparadrap* désigne un emplâtre étendu sur un tissu particulier : *la toile de coton*, de *fil* ou de *soie*. Il faut donc toujours à la suite du mot sparadrap ajouter le nom de l'emplâtre qui sert à le confectionner ; ainsi, on dit *sparadrap d'emplâtre de Vigo* ou de *Vigo* ; *sparadrap de ciguë*, etc. Le sparadrap le plus employé est le *sparadrap d'emplâtre de diachylon*. C'est lui qui sert le plus souvent de support pour tous les écussons et c'est par abréviation que l'on dit *sparadrap* ou *diachylon* sans associer les deux mots.

préparer un *moule* de la grandeur et de la forme voulue. Ces moules sont constitués par une série de plaques minces évidées au centre et présentant un espace vide, de forme elliptique, ovale ou ronde, de diamètre croissant, correspondant aux grandeurs d'écussons les plus usitées. Au lieu de ces plaques on se sert le plus souvent d'une feuille de papier fort dans lequel on pratique une ouverture conforme aux indications données par le médecin. Ce moule est alors appliqué sur le support, la partie vide limitera la forme et la grandeur de l'écusson.

On prépare ce dernier.

1° *A froid* (au pouce ou à la spatule). — Ce mode de préparation ne peut être employé que si la masse emplastique est assez fusible pour se ramollir sous l'influence de la chaleur de la main; par exemple, l'emplâtre vésicatoire. On prend un magdaléon entre les mains et lorsqu'il est devenu assez mou on l'étale avec le pouce (ou avec une spatule flexible) sur la partie vide du support laissée à découvert par le moule : cette couche doit avoir 1 à 2 millimètres d'épaisseur; on termine en égalisant la surface soit avec le pouce, soit avec une spatule flexible légèrement chauffée : on détache alors le moule et l'écusson reste adhérent au support ; on découpe ensuite ce dernier de façon à laisser déborder de 1 à 2 centimètres tout autour de l'écusson.

2° *A chaud* (à la spatule ou au fer). — Lorsque l'emplâtre (Em. de Vigo, par exemple) n'est pas assez fusible pour qu'on puisse employer le moyen précédent; on le fait chauffer dans une capsule placée sur un feu très modéré ; puis, lorsque la masse est devenue assez fluide pour pouvoir couler on la verse sur le support préalablement recouvert du moule et on l'étale rapidement avec une spatule légèrement chauffée. L'emplâtre ne doit pas être trop chaud, autrement il pourrait pénétrer le support et le traverser, il formerait alors une tache visible sur le dos.

Le fer à emplâtre est constitué par une masse métallique, en *fer* ou en *cuivre* de forme prismatique allongée, terminée d'un côté par une partie arrondie et de l'autre par un manche qui sert à la manier. On fait chauffer ce fer sur un réchaud ou une lampe à alcool, on l'essuie avec soin et on l'applique sur la masse emplastique placée sur une feuille de papier fort. La chaleur emmagasinée dans le fer doit être suffisante pour déterminer la fusion de l'emplâtre que l'on pousse alors sur le moule et que l'on termine en égalisant bien avec le fer.

Les deux supports les plus employés pour la confection des emplâtres sont le *sparadrap* de *diachylon* et la *peau de mouton*. Le premier présente le grand avantage d'être agglutinatif, on le laisse déborder tout autour de l'écusson; il adhère à la peau et maintient en place la préparation. On doit surtout l'employer, lorsque la masse emplastique n'est pas très adhérente, par exemple, l'emplâtre vésicatoire.

La *peau de mouton* n'adhère pas à la peau, mais elle constitue un support plus souple, utilisé lorsque l'emplâtre est très agglutinatif par lui-même (emplâtre de Vigo) et lorsque son application doit être de longue durée.

Lorsque l'on veut faire confectionner des écussons *sur peau* avec une masse emplastique *non agglutinative* (thériaque), on prépare l'écusson comme nous avons indiqué, puis on l'entoure d'une bordure d'emplâtre diachylon que l'on égalise au fer et qui détermine une adhérence suffisante. Ou bien on le fixe au moyen de longues bandelettes de sparadrap de diachylon qui le traversent entièrement et dont on fait adhérer sur l'épiderme les extrémités libres.

Parmi les emplâtres résineux les plus employés, citons en premier lieu l'*emplâtre vésicatoire* dont nous avons déjà parlé (voir à vésicants, page 92) et sur lequel nous ne reviendrons pas. Nous avons indiqué le mode de préparation inscrit au Codex. La seule modification qu'on puisse faire à la formule est de diminuer un peu en hiver la proportion de *cire* pour augmenter celle de l'*huile*, afin que la masse se ramollisse un peu plus facilement. Le meilleur support pour l'emplâtre vésicatoire est le sparadrap de diachylon; surtout celui préparé d'après la formule des hôpitaux, parce qu'il est beaucoup plus adhésif que celui du Codex.

Emplâtre de poix de Bourgogne.

```
Cire jaune............................ 100 gr.
Poix de Bourgogne................... 300 —
```

Léger dérivatif, très employé dans la médecine populaire : on étale les écussons soit sur toile, soit sur peau. On doit le chauffer légèrement ou moment de l'application.

Emplâtre de ciguë. — Cet emplâtre mérite une mention spéciale à cause de son mode de préparation :

```
Feuilles fraîches de ciguë........... 1.000 gr.
Galipot ....................  ....    470 —
Poix blanche.........  .........     220 —
Cire jaune.............  ........     320 —
Huile de ciguë....................    65 —
Gomme ammoniaque purifiée.......    250 —
```

On fait liquéfier dans une bassine toutes les résines et l'huile de ciguë, puis on ajoute les feuilles de ciguë préalablement contusées et on fait cuire jusqu'à ce que toute l'eau de végétation soit évaporée. On passe à la presse et on laisse refroidir l'emplâtre, puis on le fait de nouveau fondre en séparant les impuretés et on incorpore la gomme ammoniaque.

Emplâtres avec les extraits. — Planche a proposé une excellente formule pour préparer les emplâtres de *ciguë, stramoine, digitale*, etc. :

Extrait alcoolique de *ciguë* ou *autre*..	180 gr.
Résine élémi purifiée................	40 —
Cire blanche.....................	20 —

Lorsque les applications doivent être de longue durée la formule suivante que j'ai indiquée me paraît préférable.

Extrait alcoolique de belladone (ou autre)................	90 gr.
Résine élémi...................	10 —
Cire blanche....................	20 —
Térébenthine de Venise..	5 —
Poudre de belladone (ou autre)........	10 —

Le Codex de 1884 a modifié la formule de Planche de la façon suivante.

Extrait de semences de ciguë.........	90 gr.
Résine élémi purifiée..............	10 —
Emplâtre diachylon gommé..	20 —

Lorsque le médecin désire faire préparer un emplâtre résineux en composant lui-même la formule il ne devra pas oublier que :

La *consistance* est donnée par la *résine*, et la *cire*.

L'*adhérence* par la *résine élémi*, la *térébenthine*, le *styrax*.

La *souplesse* par l'*axonge*, l'*huile*, la *glycérine*.

2° EMPLATRES PROPREMENT DITS. — Ces emplâtres sont à base de savon de plomb et préparés par intermède au moyen de l'eau. Dans ces conditions la *saponification* s'effectue à une température qui ne dépasse pas 100 degrés et les corps gras ou résineux ne sont pas altérés : si l'on opère *sans eau* la température s'élève beaucoup; les corps gras et résineux subissent un commencement d'altération et prennent une couleur brune plus ou moins foncée; les emplâtres sont dits *brûlés*.

La *saponification* d'un corps gras [1] n'est autre chose qu'un dédoublement de ce corps en *glycérine* et en *acides gras* qui restent combinés avec l'oxyde *alcalin* qui a provoqué le dédoublement, et forment avec lui des sels solubles. La saponification peut être aussi effectuée par les oxydes *métalliques*; mais alors le sel formé est insoluble; lorsqu'on saponifie avec l'*oxyde* de *plomb*, le savon obtenu prend le nom d'*emplâtre*.

Nous allons prendre comme exemple la préparation de *l'emplâtre simple* qui sert de base à tous les autres.

Emplâtre simple. — L'emplâtre simple est un *savon à base d'oxyde de plomb*. Il existe plusieurs oxydes de plomb (*litharge, massicot, minium*) et d'autre part *tous les corps gras* (*huiles, graisses*) sont susceptibles d'être saponifiés; mais pour que l'emplâtre obtenu réunisse toutes les conditions de *consistance, d'adhérence et de souplesse* nécessaires à son emploi thérapeutique il faut choisir convenablement et les *matières grasses* et l'*oxyde de plomb*. A la suite de considérations pratiques, dans le détail desquels nous ne pouvons pas entrer, on a fait choix comme corps gras d'un mélange d'*huile* et d'*axonge* et on a parmi les oxydes de plomb, donné la préférence à la *litharge*. Voici la formule adoptée :

Axonge......................................	1.000 gr.
Huile d'olives...............................	1.000 »
Litharge pulvérisée........................	1.000 »
Eau...	2.000 »

1. Au point de vue chimique les corps gras sont constitués par des éthers glycériques des *acides oléique, stéarique, margarique*; un corps gras est un mélange de *tri-oléine, tri-margarine et tri-stéarine*. (Page 165.)

On chauffe les corps gras et l'eau dans une grande bassine (car le mélange mousse beaucoup pendant la préparation) et après ébullition on ajoute *la litharge* par *petite quantité à la fois* et on remplace pas de l'eau chaude au fur et à mesure que celle qui est dans la bassine s'évapore. L'opération est terminée lorsque la litharge a disparu, la masse a, dès lors; acquis une couleur blanche, et si on la refroidit en en projetant une petite quantité dans l'eau froide on constate qu'elle a dû acquérir une consistance solide et n'adhère plus aux doigts. L'opération est alors terminée. On retire l'emplâtre, on le malaxe entre les mains pour en séparer l'eau et on divise en magdaléons.

L'eau qui a servi à la préparation de l'emplâtre simple retient en dissolution de la glycérine que l'on peut extraire. (Voir glycérine.)

L'*emplâtre simple* peut aussi être obtenu à froid en décomposant une solution d'*acétate de plomb* par une autre de *savon de Marseill* : si on remplace le sel de plomb par un autre sel métallique (*fer*, *mercure*, etc.) on obtient les savons correspondants.

L'emplâtre simple obtenu par double décomposition *est sec*, *cassant* et ne se prête pas bien aux divers usages pharmaceutiques auxquels on le destine.

L'*emplâtre simple* préparé à chaud est le seul employé ; il est peu utilisé en nature, mais entre dans la composition de presque tous les autres emplâtres dont voici les principaux.

Emplâtre de diachylon gommé.

Cet emplâtre, le plus employé de tous comme agglutinatif et léger excitant a pour base l'emplâtre simple additionné de *gomme ammoniaque* de *galbanum* et de *térébenthine* avec de la *cire jaune* et de la *poix blanche*.

L'emplâtre diachylon des hôpitaux est beaucoup plus adhésif que celui du Codex ; voici sa formule :

Emplâtre simple......................	48 gr.
Cire jaune...	
Poix blanche..............	ââ 3 —
Térébenthine....................	
Gomme ammoniaque............	
Galbanum.....................	ââ 15 —
Sagapenum...	

Cet emplâtre est employé sous forme de sparadrap comme agglutinatif et comme support pour les autres emplâtres.

Emplâtre Vigo cum mercurio.

Emplâtre simple....................	2.000 gr.
Cire jaune....................	ââ 100 —
Colophane....................	
Bdellium	
Gomme ammoniaque..........	ââ 30 —
Oliban.......................	
Myrrhe......................	
Safran pulvérisé....................	20 —
Mercure............................	600 —
Styrax liquide purifié...............	300 —
Térébenthine du mélèze............	100 —
Huile volatile de lavande...........	10 —

On fait fondre ensemble toutes les substances emplastiques dans lesquelles on incorpore les gommes résines pulvérisées puis on ajoute le mercure préalablement éteint dans le styrax et la térébenthine. Cet emplâtre est très usité comme fondant et résolutif dans les affections syphilitiques. On l'emploie sous forme de sparadrap ou d'écusson étalé sur de la peau.

Emplâtre ou onguent de Canet.

Emplâtre simple...............	
— diachylon gommé......	
Cire jaune....................	ââ 100 gr.
Huile d'olives	
Colcothar...................	

Cet emplâtre est employé comme excitant et suppuratif.

Emplâtres brûlés. — Si au lieu d'opérer la saponification en présence de l'eau, comme nous l'avons indiqué dans la préparation de l'emplâtre simple, on chauffe toutes les substances à feu nu, la température s'élève au-dessus de 100 degrés ; la saponification s'effectue bien encore, mais les corps gras et le savon qui en résultent sont en partie altérés, et prennent une teinte brune plus ou moins foncée : on désigne ces emplâtres sous le nom d'*emplâtres brûlés*. Le type le plus connu est l'emplâtre *brun*.

Emplâtre brun ou onguent de la mère Thècle.

Huile d'olives......................	1.000	gr.
Axonge........................		
Beurre........................		
Cire jaune......................	ââ 500	—
Suif de mouton......		
Poix noire purifiée.......	100	—
Litharge en poudre fine......	500	—

On fait chauffer tous les corps gras jusqu'à ce que le mélange commence à dégager des vapeurs ; on ajoute alors la litharge par petites portions et on agite jusqu'à ce que la masse ait acquis une couleur brun foncé : on ajoute alors la poix et on coule dans des moules en papier.

Sparadraps.

On désigne sous le nom de sparadraps (voir page 107) des bandes de tissu de *chanvre*, de *coton* ou de *soie* dont une des faces (rarement les deux) est recouverte d'une couche mince et uniforme de masse emplastique. Ces bandes ont une longueur de 2 à 5 mètres

sur une largeur de 15 à 30 centimètres. La confection des sparadraps demande beaucoup de soin. Il faut
que la couche emplastique présente une épaisseur
uniforme, qu'elle soit assez adhésive pour bien adhérer
à l'épiderme, mais pas assez molle pour s'attacher à
l'autre face du tissu lorsqu'on le roulera sur lui-
même.

Lorsqu'on confectionne le sparadrap sur des bandes
de coton elles sont habituellement glacées d'un côté,
on doit appliquer l'emplâtre sur le côté rugueux. L'é-
tendage de la masse emplastique se fait soit à la main
au moyen d'une large spatule soit avec un appareil
spécial connu sous le nom de *sparadrapier*. Cet appareil se compose d'un réservoir à double enveloppe
dans lequel on verse l'emplâtre préalablement liquéfié ; on l'entretient à l'état liquide en versant de
l'eau bouillante dans le réservoir formé par la double
enveloppe. Le *sparadrapier* offre une forme triangulaire
et l'arête sur laquelle il repose présente une fente
longitudinale. Cette arête est appliquée sur la bande
qu'il s'agit de recouvrir et qui constitue une fermeture suffisante pour empêcher la masse emplastique
de s'échapper. Il suffit alors de tirer, d'un mouvement
lent et régulier, la bande pour qu'elle se charge d'une
couche emplastique d'autant plus mince que le réservoir sera appuyé plus fortement sur elle. Les sparadraps du Codex sont ordinairement faits sur toile de
coton, celui de diachylon des hôpitaux est confec-
tionné en toile afin d'être plus résistant, parce qu'on
l'emploie surtout comme agglutinatif. Tous les emplâtres peuvent être étalés en sparadraps ; ils constituent ainsi une préparation officinale dans laquelle
on découpe les écussons au moment du besoin :

Parmi les sparadraps les plus employés, citons le
sparadrap de diachylon gommé dont nous avons déjà

parlé plusieurs fois (page 107, 113) et qui est très employé soit comme agglutinatif dans les pansements soit comme support pour les autres emplâtres.

Les emplâtres de *Vigo cum mercurio, de ciguë, vésicatoire* existent également sous forme de *sparadraps*.

Quelques emplâtres sont même confectionnés de suite en sparadraps et n'existent pas sous forme de magdaléons.

Par exemple : le *sparadrap de thapsia* que l'on prépare avec :

Cire jaune.......................		420 gr,
Colophane....................		
Poix blanche.................	ââ	150 —
Térébenthine cuite............		
Térébenthine du mélèze..	ââ	50 —
Glycérine.....................		
Résine de thapsia.............		75 —

Taffetas.

Les *taffetas* sont des sparadraps étalés sur un *tissu de soie* et dont la masse emplastique est remplacée par une composition adhésive. Ces préparations n'ont aucune propriété médicinale on les emploie à cause de leurs propriétés adhésives et elles servent à rapprocher les chairs dans les cas de coupures légères. La plus employée est le *sparadrap de colle de poisson* ou *taffetas d'Angleterre* que l'on obtient en étendant sur des bandes de taffetas (*rose, blanc* ou *noir*) une dissolution hydro-alcoolique de colle de poisson : on renouvelle plusieurs fois l'opération jusqu'à ce que la couche ait acquis une épaisseur suffisante. Les *Epidermes factices, baudruche gommée* se préparent de la même manière en substituant de la baudruche au taffetas.

Comme variante au lieu d'employer l'alcool pour dissoudre la colle de poisson, on peut se servir de *teinture d'arnica*, de *baume du Commandeur* ; on obtient alors les taffetas portant les noms correspondants.

Papiers emplastiques.

Les papiers emplastiques sont des sparadraps dont le support est constitué par du papier fort sur lequel on étend la masse emplastique. Ces papiers étaient autrefois beaucoup employés car ils servaient principalement au pansement des *vésicatoires* et des *cautères*.

Voici d'après le dernier Codex la formule de la masse emplastique qui sert à préparer le *papier à cautères*.

Poix de Bourgogne	225	gr
Cire blanche	300	—
Térébenthine de mélèze	50	—

On étend au moyen du sparadrapier sur des bandes de papier que l'on découpe ensuite en petits rectangles.

Le papier épispastique pour le pansement des vésicatoires est préparé de la même manière avec une masse emplastique chargée par digestion du principe actif des cantharides. Ce papier est désigné par trois numéros : 1, 2, 3, suivant son degré d'activité.

Citons encore comme exemple de papier emplastique.

L'*emplâtre du pauvre homme*, à base de goudron et le *papier chimique*, sorte d'emplâtre brûlé à base d'*oxyde de fer* et de *céruse*. Tous deux constituent de légers dérivatifs fort employés dans la médecine populaire.

Pois à cautères. — Nous devons dire à cette place un mot des *pois à cautères* employés concurremment avec les papiers pour le pansement des *cautères* : ce sont de petites boules que l'on introduit dans la cavité creusée par le caustique, dans le but de dilater les chairs et d'entretenir la suppuration. Ces petites boules dont le diamètre ne dépasse pas celui d'un pois sont faites *au tour* ou bien obtenues par compression dans un moule spécial. Elles sont percées d'un trou suivant un diamètre ce qui permet de les traverser par un fil, ayant pour but de les réunir en chapelet ou de permettre leur extraction lorsqu'on doit panser le cautère.

La matière avec laquelle on fabrique les pois à cautère est généralement la racine *d'iris* ou les *orangettes*; ils sont alors *tournés*. Les pois *moulés* sont constitués par des poudres végétales inertes aglutinées au moyen d'une dissolution de caoutchouc (Le Perdriel) ou bien avec une masse emplastique légèrement irritante.

Collodion.

Le collodion n'est autre chose qu'une dissolution de *fulmi-coton* dans *l'éther alcoolisé*. Lorsqu'on applique sur l'épiderme (bien sec) une couche de collodion, le dissolvant s'évapore et il reste une pellicule adhérente qui forme un enduit tout à la fois *imperméable* et *constricteur*.

Le collodion du Codex est préparé avec:

        Fulmi-coton   5   gr.
        Ether rectifié du commerce.........   75   —
        Alcool 95°   20   —

Ce collodion donne une pellicule un peu sèche et cassante ; l'emploi du collodion élastique est préférable pour les emplois chirurgicaux.

Collodion élastique.

Fulmi-coton......................	30	gr.
Ether à 62°......................	330	—
Térébenthine de Venise...........	15	—
Huile de ricin...................	20	—
Alcool à 90°.....................	125	—

Traumaticine. — Cet enduit protecteur, aujourd'hui fort employé dans le traitement des affections de la peau, n'est autre chose qu'une dissolution au dixième de *gutta-percha* dans le *chloroforme.*

On y ajoute souvent divers médicaments qui restent en suspension par exemple *l'acide chrysophanique.*

Application des emplâtres.

Les emplâtres, contrairement aux onguents, sont presque toujours appliqués sur la peau *revêtue de son épiderme.* Ils sont destinés soit à produire une action *irritante* et *révulsive* (vésicatoire-thapsia) ; leur application est alors de *courte durée* ; ou bien ils sont *calmants, résolutifs* ou encore constituent un mode d'*absorption* médicamenteuse. (Emplâtre de Vigo c. mercurio, de ciguë.) Dans ce cas on doit les laisser longtemps appliqués et souvent même on fait des applications successives.

Pour qu'un emplâtre produise l'effet thérapeutique qu'on en attend il est indispensable qu'il soit bien appliqué c'est-à-dire qu'il adhère le mieux possible à l'épiderme.

Les emplâtres dont nous avons parlé en premier lieu

(irritants et révulsifs) n'étant pas destinés à rester longtemps appliqués sont généralement étalés sur sparadrap de diachylon : leur épaisseur est peu considérable. Il faut commencer par bien nettoyer l'épiderme en le lavant avec un peu d'eau de savon puis on essuie et on dessèche avec un linge chaud. On doit également chauffer légèrement l'emplâtre de façon à le ramollir et à le rendre plus adhésif : on l'applique alors et on exerce dessus une pression modérée. On s'assure que l'adhérence est bien faite, puis on maintient en place soit au moyen de bandelettes de diaclylon, soit avec un bandage approprié. Si l'écusson est appliqué sur une surface qui n'est pas plane, par exemple sur une articulation, on pratique sur le pourtour des entailles plus ou moins profondes, ce qui permet à l'écusson de se mouler plus facilement sur la partie. Il est nécessaire de raser l'endroit où doit être faite l'application, s'il est recouvert de poils.

Les emplâtres qui sont destinés à rester longtemps appliqués sont généralement préparés sur peau : ce support est plus souple, et permet une adhérence plus parfaite : on doit les maintenir avec un bandage approprié.

Pansements consécutifs à l'application des emplâtres. — Les emplâtres irritants et révulsifs déterminent soit la formation d'une éruption miliaire (thapsia) soit celle d'une cloque remplie de sérosité. (Vésicatoire), nous avons indiqué comment on pansait ce dernier : Lorsqu'on enlève un emplâtre de thapsia il est utile de frotter l'épiderme avec un linge trempé dans l'huile afin de ramollir et d'enlever les particules d'emplâtre qui ont pu se détacher du support et qui, en restant adhérentes à la peau, y entretiendraient une démangeaison insupportable. S'il se produit un peu de sérosité on fait un pansement soit à la *Vaseline boriquée* soit à la *poudre d'amidon*.

Les emplâtres calmants et résolutifs ne déterminent aucune éruption il n'y a donc pas de pansement consécutif à leur application.

Savons. — Topiques d'Unna.

Nous ne pouvons terminer ce chapitre sans dire un mot des *savons proprement dits* qui résultent de la saponification des corps gras par les *oxydes alcalins* (soude et potasse), et qui sont *solubles dans l'eau*.

Les deux savons inscrits au Codex et dont l'emploi est assez fréquent sont les suivants :

Le *savon médicinal* résultant de la saponification de *l'huile d'amandes* douces par *la soude caustique*; et *le savon animal* obtenu avec *la graisse de veau*.

Le *savon de Marseille* est également employé; mais sa fabrication est exclusivement industrielle.

A la fin de ce chapitre nous dirons quelques mots d'un certain nombre d'emplâtres récemment introduits dans la thérapeutique des affections cutanées par *Unna* et désignées sous le nom de *topiques d'Unna* : ce sont en général des *sparadraps* dans lesquels la couche adhérente est très mince. Ces topiques sont de trois sortes.

1° *Colles médicamenteuses*. — Elles sont constituées par une dissolution de gélatine dans l'eau glycérinée, tenant en suspension la substance médicamenteuse. On les ramollit au bain-marie et on les applique avec un pinceau. Elles sont rendues inaltérables par l'addition d'une petite quantité d'oxyde de zinc : on prépare de la *colle molle* pour servir d'excipient aux médicaments sans action sur la gélatine (*Iodoforme, soufre acide chrysophanique*) : voici sa formule.

Colle molle d'Unna.

Gélatine...................................... 15 gr.
Glycérine....... .... 25 —
Eau..................................... 45 —
Oxyde de zinc.................... 15 —

La colle dure est réservée pour servir d'excipient aux subtances susceptibles d'entraver la solidification de la *gélatine* (*sublimé, chloral, camphre*, etc) : Voici sa composition.

Gélatine........................... 30 gr.
Glycérine........................... 30 —
Eau..................................... 30 —
Oxyde de zinc...................... 10 —

2° *Mousselines onguents*. — Elles sont constituées par un tissu de mousseline recouvert d'une couche mince de pommade dont l'excipient est formé par de la *lanoline*, de la *vaseline* et même *de l'axonge*. Le principe actif est constitué par les médicaments habituellement employés en dermatologie.

3° *Mousselines emplâtres*. — Ce sont de véritables sparadraps dont le support est constitué par un tissu imperméable. En Allemagne on mélange la substance médicamenteuse à une solution agglutinative de caoutchouc dans la benzine et on étale sur une feuille de gutta-percha laminée préalablement fixée sur une mousseline. Pour éviter l'adhérence lorsqu'on roulera le tissu sur lui-même on recouvre le côté médicamenteux d'une seconde mousseline qu'on enlève au moment de l'application.

M. F. Vigier vient de publier un mode opératoire bien préférable, il supprime la feuille de gutta-percha et mélange le médicament à une masse emplastique formée de gutta, de caouchouc, de vaseline et de benzine. On coule ce mélange sur un tissu imperméable préalablement rendu aseptique : on obtient ainsi des taffetas très adhérents qui se conservent facilement, et servent de support aux nombreux médicaments usités en dermatologie.

CHAPITRE VI

ÉPONGES PRÉPARÉES. — LAMINAIRE

L'éponge usuelle (*spongia usitatissima*) est formée par un agrégat d'animaux de la classe des polypiers et vivants dans la mer.

Au point de vue de leur nature chimique les éponges sont constituées par une matière gélatineuse soluble dans les acides forts et la potasse, et renferment de *l'iode, du brome, du phosphore, de la silice*, de *l'alumine* et de la *magnésie*. Cette composition explique l'usage que l'on fait des éponges torréfiées dans le traitement du goître. On les torréfie dans un brûloir jusqu'à ce qu'elles aient perdu le quart de leur poids et acquis une couleur noirâtre.

Mais l'éponge est surtout employée en chirurgie à cause de la propriété qu'elle possède d'absorber les liquides, même lorsqu'elle est comprimée et alors elle se gonfle et augmente beaucoup de volume, c'est à ce titre qu'on l'emploie pour produire de la dilatation.

Eponges préparées à la ficelle. — On bat avec soin des éponges fines sur un billot de bois de manière à en séparer tout le sable et les débris des coquilles, puis on les laisse tremper pendant 24 heures dans l'eau tiède, on exprime avec soin et on répète ce lavage deux fois. On comprime ensuite fortement l'éponge encore humide avec du *fouet*, petite cordelette de chanvre très fine et très résistante, on transforme ainsi l'éponge en une sorte de bâtonnet que l'on fait sécher à l'étuve. L'éponge ou la ficelle bien préparée doit à peine avoir la grosseur du petit doigt et lorsqu'elle est gonflée elle atteint celle de l'avant bras.

La Laminaire (Laminaria Digitata) est également très employée comme agent dilatateur : on choisit des fragments aussi cylindriques et rectilignes que possible on les arrondit, on les polit, on les gratte avec un morceau de verre : on en prépare de tous diamètres depuis 1 jusqu'à 7-8 millimètres :

Ces tiges de laminaires comme les éponges préparées à la ficelle doivent être rendues *aseptiques* avant qu'on en fasse usage : on peut les conserver dans une solution d'éther iodoformé.

Les éponges servent surtout en chirurgie pour absorber les liquides divers et le sang provenant des opérations. Elles doivent être choisies avec soin ; lavées, et rendues aseptiques par divers procédés, dont l'étude et la description sortiraient du cadre que nous nous sommes tracé.

CHAPITRE VII

GRAISSES ET HUILES MÉDICINALES. — PÉTRÉOLINE. — RÉ-
SINES. — GOMMES ET MUCILAGES. — GOMME-RÉSINES. —
— BAUMES.

Les *huiles*[1] et *graisses* médicinales appartiennent à
la classe des corps gras que l'on peut caractériser de
la manière suivante. Ce sont des corps *neutres, insolubles dans l'eau, solubles* dans *l'éther*, le *chloroforme*
et quelquefois dans *l'alcool fort*.

Les corps gras sont *onctueux* au toucher, tachent le
papier d'une façon *permanente* et le rendent *translucide*.
Par l'action des oxydes *alcalins* et *métalliques* ils sont
susceptibles de se dédoubler en glycérine et en un sel
(à acide gras) soluble ou non dans l'eau ainsi que nous
l'avons indiqué en parlant des emplâtres (voir
page 112).

Les corps gras sont constitués par un mélange d'é-
thers d'*oléique, margarique, stéarique*, de la *glycérine* :
Ces éthers ont reçu le nom de (tri)oléine, (tri)mar-
garine, (tri)stéarine. Ces trois corps gras sont rangés
par ordre de fusibilité, et leur consistance varie

---

1. Quelques huiles médicinales sont réservées pour *l'usage
interne*, nous en parlerons néanmoins dans ce chapitre.

suivant la prédominance de l'un ou l'autre de ces corps. Tous les corps gras peuvent *rancir* au contact de l'air, c'est-à-dire contracter une mauvaise odeur et devenir acides.

Graisses. — Les graisses sont solides à la température ordinaire. Elles sont constituées par de la *stéarine* et de la *margarine*. Leur point de fusion est peu élevé : *le beurre*, par exemple, commence à se ramollir vers 18 à 20 degrés et à se solidifier vers 25. *Les suifs et graisses* entrent en fusion vers 35 à 40 degrés.

Huiles. — Les huiles sont liquides à la température ordinaire ce n'est qu'au dessous de 10° que l'huile d'olives, la moins fusible des huiles ordinaires commence à se solidifier.

Les huiles sont constituées par un mélange *d'oléine* et de *margarine*. Leur densité est plus faible que celle de l'eau et varie de 0.920 à 0.970. Elles sont généralement colorées ; mais cela tient à leur mode de préparation ; car elles peuvent devenir incolores lorsqu'on les met en contact avec du *noir animal* ou qu'on les expose à l'action d'une température supérieure à 150 degrés [1]. Certaines huiles, par exemple celles de *lin*, de *noix*, *sont siccatives* c'est-à-dire que si on les expose à l'air elles s'épaississent et finissent par se solidifier, tandis que les huiles *non siccatives* (amandes douces, olives) restent liquides.

Extraction. — Les corps gras, *graisses* et *huiles*, sont d'origine *végétale ou animale*. Leur extraction est toujours facile, car elles existent toutes formées et sont contenues dans des cellules spéciales qu'il suffit de *déchirer* et de soumettre ensuite à une pression suffisante pour en déterminer la sortie.

---

1. Il ne faut pas dépasser 250 degrés car au-delà les huiles peuvent entrer en ébullition mais en se décomposant en partie.

S'il s'agit d'une huile, qui est liquide à la température ordinaire on l'extrait par simple expression à froid. Si le corps gras est solide on pratique l'expression dans une enceinte chauffée ou mieux entre des plaques métalliques portées et entretenues à une température déterminée au moyen d'un dispositif spécial.

Lorsqu'il s'agit de corps gras d'un emploi exclusivement médical et que l'on ne prépare que par petites quantités par exemple l'*huile d'œufs*, l'*huile de croton*, on peut avoir recours à un dissolvant tel que l'*éther*, le *sulfure de carbone* avec lequel on épuise la substance convenablement divisée et que l'on évapore ensuite.

Nous allons passer en revue les corps gras les plus employés.

Corps gras solides : origine végétale. — Le plus employé est *l'axonge* ou *graisse de porc* que l'on obtient en faisant fondre au bain-marie la graisse de porc coupée en petits morceaux et débarrassée autant que possible de sang et de tissu étranger. On passe à travers un linge et on coule dans des pots. On prépare de même les autres graisses d'origine animale telle que la *moelle de bœuf* et les *suifs* de *bœuf*, *mouton* et *veau*.

Axonge benzoïnée, on désigne sous ce nom de l'axonge à laquelle on ajoute *5 grammes de teinture de benjoin par kilogramme* lorsqu'elle est fondue et passée : on agite jusqu'à refroidissement. Cet axonge ne rancit pas, ou du moins très difficilement.

Lanoline. — La lanoline est un corps gras extrait du suint de la laine de mouton ; c'est un produit jaunâtre visqueux et un peu gluant. La lanoline n'a presque pas d'odeur ; elle se fonce à l'air, fond vers 42 degrés : elle ne rancit pas ; elle n'est pas saponifiable par les alcalis : elle est miscible aux corps gras et forme un mélange homogène avec son poids d'eau et deux fois son poids de glycérine. Elle a été introduite en thérapeutique par Leibreich et constitue un assez bon excipient (très adhésif) pour les pommades.

Corps gras solides d'origine végétale. — Le *beurre de cacao* est très employé : on l'obtient en pilant dans un mortier légèrement chauffé, les amandes de cacao préalablement privées de leur enveloppe par une légère torréfaction. On exprime ensuite entre des plaques métalliques chauffées vers 50 à 60 degrés. Le beurre de cacao, devenu liquide à cette température, s'écoule facilement : on le purifie en lui faisant subir une nouvelle fusion au bain-marie en le filtrant ensuite au papier dans un entonnoir chauffé à l'eau bouillante. Le beurre de cacao fond vers 30 degrés mais ne se solidifie qu'à 23º : il conserve donc assez longtemps l'état pâteux.

Le beurre de cacao est employé comme cosmétique, mais sert principalement à la confection des suppositoires.

Le *beurre de muscade* est obtenu d'une manière identique en opérant sur les noix de muscade préalablement réduites en poudre assez fine. Ce produit sert à la préparation du *baume Nerval* et du *liniment de Rosen*.

On prépare encore par contusion et expression entre des plaques chauffées *l'huile ou graisse de baies de laurier* et l'huile de *jaune d'œufs* préalablement cuits au bain-marie. Cette dernière est aussi extraite au moyen d'un dissolvant. (Ether ou sulfure de carbone.) Les huiles de laurier ou de jaune d'œufs sont semi-liquides à la température ordinaire.

Corps gras liquides ou *huiles.*

Huiles d'origine végétale. — Ces huiles sont fournies par les semences oléagineuses des crucifères et autres plantes et par le *péricarpe* de certains fruits. La plupart d'entre elles sont employées soit dans l'alimentation, soit dans l'industrie : leur extraction est donc industrielle. Elle est, du reste, très simple et consiste à pulvériser ou à broyer assez finement la substance oléagineuse de manière à la convertir en pâte que l'on soumet à une forte pression au moyen de presses spéciales. Toutes les huiles étant liquides à la température ordinaire leur extraction se fait exclusivement *à froid*.

Nous allons passer en revue les principales.

Huile d'amandes douces.

L'huile d'amandes douces est l'huile médicinale par excellence et bien à tort car c'est de toutes les huiles la plus falsifiée à cause de son prix élevé et celle dont il est le moins facile de contrôler la pureté. Disons de suite que la plus grande partie de l'huile *d'amandes douces* est extraite des *amandes amères*. Ces dernières ne diffèrent des amandes douces que par l'*huile essentielle* qu'elles renferment et cette essence ne peut, comme celle de la moutarde, prendre naissance qu'au contact de l'eau : l'huile grasse est identique. Il suffit donc pour obtenir de l'huile inodore d'exprimer les amandes sans qu'elles aient subi le contact de l'eau c'est-à-dire sans *les monder*. Les amandes amères ont une valeur commerciale moindre que les amandes douces et de plus leur tourteau est très employé en parfumerie pour la préparation de la pâte d'amandes. Ces deux raisons nous expliquent pourquoi l'huile d'amandes douces est fabriquée avec des amandes amères ; mais, nous le répétons, ce produit est identique ce n'est pas une fraude comme celle qui consiste à la mélanger avec des huiles de noyaux différents surtout ceux *d abricots*.

L'huile d'amandes douces est fluide, de couleur jaune ambrée, sa saveur et son odeur sont presque nulles : elle est facilement soluble dans l'éther et très peu dans l'alcool qui n'en dissout que 1/24 de son poids. Elle rancit avec assez de facilité. Elle se décolore entièrement lorsqu'on la porte à une température de 250 degrés.

L'huile d'olives la plus employée après *l'huile d'amandes* est un produit commercial il en est de même des *huiles d'arachides, d'œillette.* (*Huile de semences de pavots, huile blanche.*)

Huile de ricin. (Huile de palma christi. Huile de castor.) — Cette huile est obtenue par l'expression à froid de la semence de ricin préalablement privée de son épisperme. On filtre. Le tourteau est rejeté; il constitue un purgatif *très actif et dangereux.*

L'huile de ricin bien préparée doit être inodore, presque incolore, et présente une saveur douce. Elle doit être soluble dans l'éther et dans 5 parties d'alcool à 90°.

L'huile de ricin est parfois très chargée de *margarine* qu'elle laisse déposer sous forme de petites paillettes nacrées aussitôt que la température s'abaisse un peu au-dessous de 10 degrés. Ce caractère n'implique pas une préparation défectueuse, ou ne dénote pas un produit de qualité inférieure; l'huile redevient limpide aussitôt qu'on la chauffe légèrement.

L'huile de ricin constitue à la dose de 10 à 60 gram. un des meilleurs purgatifs et des plus employés; elle ne présente qu'un inconvénient, celui d'être accepté assez difficilement par les malades. Voici les moyens les plus commodes pour l'administrer.

1° Dans un *lait de poule* (voir Émulsions). — On place dans un bol l'huile de ricin et le jaune d'œuf (un jaune par cuillerée d'huile) et on mélange en battant quelques instants puis on ajoute par petite quantité à chaque fois, de l'eau tiède légèrement sucrée, de manière à former une émulsion : on aromatise avec de l'eau de fleurs d'oranger.

2° *Dans du bouillon.* — On prend du bouillon *froid* que l'on passe sur un linge mouillé pour en séparer la graisse : on fait chauffer ce bouillon presque jusqu'à

ébullition. On le sale, on le poivre et on l'aromatise
fortement, on y verse alors l'huile qui devient très
fluide, on bat ensuite le mélange jusqu'à ce qu'il soit
assez refroidi pour pouvoir être présenté au malade :
le temps nécessaire est toujours assez long pour que
l'huile soit divisée très finement et puisse être absorbée avec facilité : au lieu de bouillon de viande on peut
se servir de bouillon d'oignon.

3° Dans du *café*. — On peut, en opérant de la même
manière administrer l'huile dans du café à l'eau ; mais
il faut le faire très fort et ne pas le sucrer.

4° *Dans du jus de citron*. — On prend un citron ; on
exprime le jus et on le verse dans un verre dont on a
préalablement frotté l'intérieur et surtout les bords avec
la peau du citron. On fait arriver l'huile sur le jus de
citron : elle surnage sans adhérer aux parois du verre
si celui-ci a été bien mouillé comme j'ai indiqué : on fait
également rincer la bouche du patient qui doit avaler
le mélange d'un seul trait en ouvrant largement la
bouche et en renversant la tête en arrière, l'huile passe
en premier lieu puis le jus qui la pousse devant lui et
par son goût acide en masque la saveur et prévient
les nausées.

On peut aussi administrer l'huile de ricin en capsules (voir capsules).

Huile de croton. — Cette huile est obtenue en épui-
sant par l'éther les semences de croton préalablement
mondées, réduites en pâte et introduites dans un appareil à déplacement.

Cet huile est extrêmement irritante et purgative à la
dose de 1 à 2 gouttes. Pour l'usage interne on ajoute
ces gouttes à l'huile de ricin ou d'amandes douces
ou même on les fait confectionner en pilules avec la
mie de pain comme excipient.

Lorsqu'on emploie l'huile de croton comme révulsif

on en fait tomber sur l'épiderme le nombre de gouttes nécessaires puis on les étale en frictionnant avec un petit pinceau, ou un petit morceau de coton fixé à l'extrémité d'une tige de bois que l'on doit brûler ensuite.

Huiles d'origine animale. — La plus importante est l'*huile de foie de morue* que l'on extrait du foie de la *morue franche* (gadus morrhua). Cette huile présente des caractères physiques variables suivant les divers procédés qui ont servi à son extraction :

1° *Huile de foie de morue blanche* ou *vierge.* — Cette huile est constituée par les premières portions qui suintent naturellement des foies préalablement lavés, essuyés, coupés en petits morceaux et exposés dans des terrines en porcelaine ou des bassines en fer étamé, à l'action de la chaleur du soleil ou de celle d'une source artificielle très modérée. Cette huile est de qualité supérieure, de couleur jaune paille peu accentuée, et peu odorante.

Il ne faut pas la confondre avec les huiles *très blanches* que l'on obtient par l'action d'agents chimiques et dont le Codex condamne l'emploi.

2° *Huiles blondes ou ambrées.* — Cette huile est obtenue, après l'huile vierge et en chauffant à une température inférieure à 100 degrés, les parties qui découlent en premier lieu sont à peine colorées puis elles se foncent à mesure que l'opération s'avance ; on l'arrête à temps pour obtenir un mélange de couleur blonde ou ambrée : c'est la véritable huile de foie de morue médicinale, obtenue sans pression.

3° *Huiles brunes.* — Les foies qui ont servi à la préparation de l'huile blonde retiennent encore un peu d'huile : que l'on peut extraire soit en élevant la température soit par pression, cette huile est alors beaucoup plus colorée : d'une saveur et d'une odeur plus marquées.

Les huiles de foie de morue très colorées proviennent aussi de foies qui n'ont pu être travaillés au moment de la pêche et qui ont été entassés dans des tonneaux où ils ont subi un commencement de décomposition ; *on doit rejeter ces huiles.*

Quelques personnes pensent que plus les huiles sont colorées plus elles sont actives, cette opinion est erronée ; la coloration des huiles étant due au mode de préparation comme nous venons de le voir.

Mode d'administration. — Pour agir efficacement l'huile de foie de morue doit être administrée à des doses variant de 50 à 100 et même 200 grammes par jour : on doit la considérer *comme un aliment.* Son usage à *haute dose* et *continu* fait qu'on ne peut l'administrer comme l'huile de ricin, il est indispensable que le patient s'habitue *à boire l'huile* comme il boit de l'eau ou tout autre liquide. Il faut donc l'habituer peu à peu et surtout les premiers jours et puis tout naturellement, au bout de quelque temps, il avalera l'huile sans aucune répugnance :

Voici le moyen qui nous paraît le meilleur pour vaincre la répugnance des malades : on verse une ou deux cuillerées d'eau-de-vie dans un verre d'eau, on peut au besoin aromatiser avec de l'alcool de menthe. On plonge dans ce mélange une cuillère afin de *bien la mouiller* et on fait en même temps rincer la bouche de manière à la débarrasser de la salive et des mucosités qui l'imprègnent : on remplit alors la cuillère d'huile et on la porte dans la bouche aussi profondément que possible ; *on avale* ou plutôt on *laisse couler l'huile dans le pharynx* en penchant la tête en arrière. On absorbe immédiatement une ou deux gorgées du mélange alcoolique. Grâce à la précaution qu'on a prise de bien faire rincer la bouche l'huile glisse sans pouvoir y adhérer et y séjourner, alors sa saveur n'est pas perçue.

Comme succédanés de l'huile de morue. citons l'huile de foies de *raies* et de *squales*.

Pétroléine (Vaseline. Graisse de pétrole.)

Sous ce nom on désigne un produit complexe, mélange d'huiles lourdes et de paraffines du pétrole, plus ou moins coloré suivant le degré de purification. La pétroléine est en effet *rouge*, *blonde*, ou *blanche* ; pour l'usage médical on ne doit employer que la blanche. La pétroléine est amorphe [1], semi solide, onctueuse, sans odeur ni saveur. La densité de la pétroléine bien purifiée varie de 0,835 à 0,860 degrés. Elle entre en fusion vers 40 degrés et peut distiller à 200. Elle est insoluble dans la glycérine et dans l'eau, peu soluble dans l'alcool à 90, même bouillant, et facilement soluble dans l'éther, le chloroforme,les huiles fines et volatiles. La vaseline dissout un très grand nombre de corps, d'origine minérale et même des sels métalliques. A froid les alcalis caustiques et les acides n'ont aucune action sur elle.

On peut la considérer comme inaltérable. Aujourd'hui elle a remplacé l'axonge à peu près dans toutes les préparations officinales ou magistrales.

Pour l'usage on l'additionne souvent de 5 à 10 pour 100 de paraffine ou de cire afin d'en augmenter la consistance.

Sous le nom d'*huile de vaseline* on désigne une pétroléine ou vaseline liquide à la température ordinaire.

---

1. A l'examen microscopique on rencontre pour ainsi dire toujours de petits cristaux provenant de substances étrangères introduites dans la vaseline pour lui donner une consistance plus ferme.

Térébenthines ou Oléo-résines.

Ce sont des produits naturels qui découlent spontanément ou à la suite d'incisions du tronc de certains arbres de la famille des *conifères* et des *térébinthacées*. Leur consistance est plus ou moins molle en raison de l'huile essentielle qu'ils renferment et qu'on peut en retirer par distillation, par exemple lorsqu'on distille la *térébenthine de Bordeaux* pour en retirer *l'essence* ; le produit solide qui reste dans la cucurbite constitue la *colophane*.

Le *galipot* est le produit de l'évaporation spontanée de la térébenthine sur les arbres, pendant l'arrière saison.

Les térébenthines employées en pharmacie sont assez nombreuses : voici les principales sortes mentionnées par le Codex :

1° *Térébenthine d'Alsace, des Vosges,* de Strasbourg, *T. au citron* provenant du *sapin argenté (Pinus Picea)* siccative ;

2° *Térébenthine de Bordeaux* ou *Térébenthine commune* du *Pinus Pinaster* : très siccative ;

3° *Térébenthine de Venise* produite par le *mélèze, Larix Europœa* : non siccative ;

4° *Térébenthine de Chio* produite par le térébinthe (*Pistacia Terebinthus*).

Résines.

Les résines sont des produits analogues aux térébenthines ; mais *solides* et paraissant provenir de l'oxydation des térébenthines : souvent, en effet, dans la la plante même, les résines sont semi-fluides et ne se solidifient que lorsqu'elles ont eu le contact de l'air. Les résines sont insolubles dans l'eau et *fusibles*, ce qui les distingue des *gommes*. On trouve également des résines d'origine minérale par exemple l'*ambre jaune* ou *succin* qui est une résine fossile.

Baumes.

Lorsque *le suc résineux*, en même temps qu'une résine renferme une *huile volatile* et un *acide aromatique* on le désigne sous le nom de *baume*. Cet acide est tantôt l'acide *cinnamique* tantôt l'acide *benzoïque*. Parmi les premiers citons le *baume du Pérou* et le *benjoin*, parmi les seconds, le *baume de tolu* qui renferme à la fois de l'acide *cinnamique* et de l'acide *benzoïque*.

Gommes et Mucilages.

Les gommes sont des sucs végétaux qui exsudent spontanément du tronc des arbres et qui en se desséchant forment des concrétions solides, amorphes, solubles dans l'eau à laquelle elles communiquent une saveur fade et une consistance visqueuse. Elles sont insolubles dans l'alcool et l'éther et ne sont pas fusibles. Les deux gommes les plus employées en pharmacie sont :

1° La *gomme arabique* produite par l'*Acacia Sénégal* et l'*A. arabica* « Légumineuses »;

2° La *gomme adragante* fournie par diverses espèces d'*astragales*.

Mucilages. — Un certain nombre de plantes indigènes renferment des substances analogues aux gommes, mais contenues dans des canaux et ne venant pas se concréter à la surface. Ces substances sont désignées sous le nom de *mucilages*, et les plantes connues sous le nom de *plantes mucilagieuses (guimauve, bourrache*, etc.). On trouve encore des mucilages dans certaines *semences*, celles de *lin*, de *psyllium*, *de coings*, dans les *bulbes* (scille-oignon). Les mucilages sont solubles dans l'eau et de même que les gommes lui communiquent une consistance visqueuse [1].

Gommes-résines.

Ce sont des *sucs concrets* dont la formation est identique avec celle des gommes ; mais qui sont constituées par un mélange de *matières gommeuses et résineuses* ; dans ce cas les matières résineuses au lieu

1. Les mucilages ne sont pas employés en nature comme médicaments sauf celui de semences de coings qui est employé comme cosmétique ou comme collyre ;

    Semence de coings...... .. .. 1 gr.
    Eau tiède..................... .... 10 —

Passez avec expression après 6 heures de contact :
Le mot mucilage sert aussi à désigner la préparation pharmaceutique résultant de la dissolution des gommes dans l'eau : dissolution très employée pour la confection des tablettes (voir ce mot) et pour communiquer une consistance visqueuse à des préparations qui tiennent en suspension des poudres insolubles :

Mucilage de gomme arabique.

    Gomme arabique pulv....... .... 100 gr.
    Eau froide..... .... 100 —

Divisez exactement au mortier : le mucilage ainsi obtenu est *trouble*: on l'obtient transparent en laissant la *gomme concassée* en contact avec l'eau jusqu'à dissolution :

Mucilage de gomme adragante.

    Gomme adragante entière et mondée..,..... 100 gr.
    Eau froide................... ..'..... .... 100 —

Laissez en contact dans un vase *non métallique* et couvert jusqu'à ce que la gomme soit bien gonflée ; passez avec forte expression dans un linge serré afin de retenir les impuretés et battez au mortier jusqu'à ce que le mucilage soit devenu parfaitement homogène.

de s'accumuler dans des réservoirs spéciaux font partie constituante des sucs même de la plante et sont émulsionnées à la faveur des principes gommeux : aussi ces sucs sont *laiteux*. Arrivés au contact de l'air ils se solidifient peu à peu.

Les *gommes-résines* les plus employées sont :

1° *La gomme ammoniaque* du Dorema-ammoniacum (ombellifères).

Le galbanum du ferula-galbaniflua (ombellifères).

L'asa-fœtida du ferula asa-fœtida (ombellifères).

Les gommes-résines sont très employées en pharmacie ; mais on ne peut en faire usage qu'après leur avoir fait subir une purification. On voit, d'après leur composition, que si elles sont insolubles dans *l'eau* et dans *l'alcool fort* elles sont solubles à chaud dans l'alcool aqueux. On opère de la manière suivante :

On dissout à chaud, la gomme grossièrement concassée, dans quantité suffisante d'alcool à 60° ; on passe avec expression à travers un linge puis on chauffe au bain-marie pour chasser l'alcool et on concentre jusqu'à ce que le produit ait acquis une consistance telle qu'il puisse, après refroidissement, être malaxé entre les doigts sans y adhérer.

CHAPITRE VIII

INJECTIONS ET LAVEMENTS. — INJECTIONS HYPODERMIQUES

Les injections sont des médicaments liquides destinés à être introduits dans les cavités naturelles du corps au moyen d'un instrument spécial qui les chasse sous forme de *jet* et permet de les faire pénétrer profondément. Le même mot désigne également l'action d'administrer le médicament : on désigne les injections par le nom de la cavité où elles doivent être introduites :

On les divise en injections *uréthrales*, *vaginales*, *nasales*, *auriculaires*, *rectales*. Ces dernières sont désignées sous le nom de *lavements*.

Quelquefois les injections ne sont pas destinées à être introduites dans les cavités naturelles, celles par exemple que l'on pratique pour déterger les plaies et enfin les *injections hypodermiques* qui constituent aujourd'hui un mode d'absorption médicamenteuse très employé.

La nature des liquides qui servent à pratiquer les injections est très variable : on emploie, des infusions, des décoctions, des solutions aqueuses, des liquides hydro-alcooliques, etc. Quelle que soit leur nature, ces liquides doivent toujours être limpides et filtrés avec soin s'il s'agit de décoctions végétales. Il n'y a d'exception que si l'on introduit volontairement dans la formule un composé minéral insoluble. Dans ce cas il doit être pulvérisé avec soin, ou mieux obtenu par double décomposition, et l'on facilite sa suspension dans le liquide au moyen d'un mucilage.

Injections uréthrales. — Ces injections sont administrées au moyen de petites seringues en verre ou de poires de caoutchouc munies d'une canule en os. Pour bien s'administrer une injection le malade doit commencer par uriner, puis il s'assied sur l'angle d'une chaise de façon à ce que cet angle presse légèrement sur le périnée. Il remplit alors la seringue au tiers environ de sa capacité puis la prend entre le pouce et le médius de la main droite, et place l'index sur le piston. Cela fait, il saisit la verge de la main gauche, la dirige verticalement en tenant le gland entre le pouce et l'index, en même temps qu'il écarte légèrement les deux lèvres du méat. Il introduit alors la canule dans le canal et presse légèrement les lèvres du méat de façon à bien les appliquer contre elle, il enfonce alors *lentement* le piston de manière à vider la seringue qu'il retire ensuite en pressant le méat de manière à retenir l'injection pendant quelques minutes. On laisse alors écouler le liquide.

Lorsque l'injection renferme des substances insolubles (s. nitrate de bismuth, sulfate de plomb, etc.) il faut avoir soin de bien agiter la bouteille avant de remplir la seringue. L'injection est administrée de la même façon, seulement au lieu de desserrer les doigts brusquement (auquel cas de contraction de l'urèthre projette le liquide au loin) il faut au contraire les écarter *très lentement* de manière à ce que le liquide s'écoule seul et que *le dépôt*, qui constitue souvent la partie active de l'injection, reste dans le canal.

Dans les deux cas, surtout dans le dernier il faut

réagir contre la tendance générale des malades à injecter trop de liquide ; le tiers de la seringue suffit généralement.

Pour remplir la seringue on peut retirer le piston, et boucher l'extrémité de la canule avec le doigt, on y verse le liquide, après avoir agité si cela est nécessaire, puis on remet le piston en place sans l'enfoncer ; on redresse alors la seringue de façon à placer la canule verticalement et on pousse le piston jusqu'à ce qu'il ne reste plus d'air dans la seringue et que le liquide commence à s'écouler. Un moyen plus commode consiste à verser le liquide dans un petit vase, à y plonger la canule et à aspirer la quantité nécessaire. Lorsqu'on fait usage de liquides à base de substances facilement décomposables au contact des substances organiques (nitrate d'argent, permanganate de potasse) il faut d'abord laver le canal en injectant un peu d'eau ; autrement les *mucosités* et le *pus* décomposeraient le liquide médicamenteux qui perdrait en grande partie son efficacité.

Les formules des injections uréthrales sont toujours très simples : elles sont en effet constituées par des solutions de sels minéraux ou organiques dans de l'eau distillée simple, ou légèrement astringente (eau de roses) elles doivent alors être filtrées avec soin. Les injections à base de nitrate d'argent, de permanganate de potasse doivent avoir pour véhicule l'eau distillée simple.

Injection antiblennorhagique.

Sulfate de zinc............   0 gr. 40 centig.
Eau distillée de roses...... 125 —

Injection au nitrate d'argent.

Nitrate d'argent cristallisé.   0 gr. 10 centig.
Eau distillée.............. 100 —

Injection au permanganate de potasse.

Permanganate de potasse.. 0 gr. 15 centig.
Eau distillée............... 250 —

Lorsque les injections renferment un corps insoluble en suspension, il faut, si ce corps n'est pas obtenu par double décomposition le faire pulvériser très finement, et ajouter un mucilage pour favoriser sa suspension dans le véhicule.

Injection du sous-nitrate de bismuth.

Sous-nitrate de bismuth finement pulv. 10 gr.
Gomme arabique pulv............... 5 —
Eau distillée de roses.............. 150 —
L. s. c.

Injection au sulfate de plomb.

Sulfate de zinc cristallisé............ 2 gr.
Acétate de plomb cristallisé......... 2 —
Eau gommée....................... 150 —
L. s. a.

Injections vaginales. — Ces injections destinées à laver largement le vagin sont constituées par des solutions aqueuses (*Alun, acétate de plomb, tannin*) des décoctés de plantes astringentes ou aromatiques, employées seules ou additionnées d'une substance chimique. On doit dans ce cas préparer d'abord l'infusé ou décocté, le passer et dissoudre ensuite la susbtance.

Les injections vaginales sont administrées *chaudes* ou *froides*, au moyen d'un instrument spécial permettant de faire passer une grande quantité de liquide, on se sert soit d'un irrigateur, soit d'un réservoir de plusieurs litres de capacité suspendu à une hauteur d'environ deux mètres, et duquel part un long tube de caoutchouc terminé par une canule. Cet instrument permet de faire passer dans le vagin une quantité d'eau aussi grande que l'on désire.

Lorsqu'au contraire il s'agit d'injections très actives, devant être employées en petite quantité, il faut se servir d'une seringue soit *en métal;* soit *en verre* ou en *gutta-percha*, si le sel (nitrate d'argent — bi-chlorure de mercure) est susceptible de se décomposer au contact du métal.

La formule des injections vaginales est toujours très simple : les substances végétales doivent être *divisées en paquets* qui servent à préparer la quantité d'*infusé* ou de *décoclé* nécessaire pour une injection. Les substances chimiques sont également divisées et délivrées à part à la malade.

Injections nasales. — Au point de vue de leur composition et de leur préparation ces injections sont analogues aux précédentes. Si elles sont actives et ne doivent être employées que par petite quantité on les administre avec une petite seringue, si au contraire elles sont destinées à faire *des lavages*, on les pratique au moyen d'un siphon de caoutchouc dont une des extrémités plonge dans le réservoir contenant le liquide et dont l'autre est terminée par une canule à bout olivaire percée d'un seul trou. Le siphon étant amorcé il suffit d'appliquer la canule à l'entrée d'une narine, le courant d'eau traverse les fosses nasales et sort par l'autre narine à la condition toutefois, qu'on ait soin de respirer par la bouche. Avec un peu d'habitude le patient arrive à effectuer facilement ces lavages et à faire passer alternativement le courant d'eau d'une narine dans une autre.

Injections auriculaires. — La préparation de ces injections n'offre rien de particulier et elle est absolument analogue à celle des injections nasales. Les injections auriculaires sont pratiquées soit avec une petite seringue pour les injections actives ; soit avec un irrigateur lorsqu'il s'agit d'un lavage.

Injections rectales ou Lavements.

Les *lavements* sont, comme les *injections*, constitués par des solutions médicamenteuses, des *infusions* ou *décoctions* que l'on introduit dans le gros intestin, par le rectum et cela au moyen d'un instrument spécial. Ils en diffèrent d'autre part parce qu'ils ne sont pas rejetés immédiatement ; mais sont conservés par le patient pendant un temps plus ou moins considérable. En effet le lavement constitue souvent un mode d'absorption des substances *médicamenteuses* et parfois *alimentaires* :

Les liquides actifs, et dont le volume est peu considérable sont administrés avec une seringue soit en *métal* soit en *gutta-percha* : dans les autres cas on se sert d'instruments dont la capacité est plus grande (irrigateurs) ou qui permettent d'introduire une plus forte quantité de liquide placé dans un réservoir séparé (clyso-pompe).

Au point de vue de la quantité de liquide les lavements sont divisés de la manière suivante.

```
Lavement entier......  1/2  litre    ou   500 gr.
Demi lavement.......  1/4  de litre ou   250 —
Quart de lavement....  1/8  de litre ou   125 —
```

Les lavements sont administrés *froids* c'est-à-dire à la température de la chambre ou *chauds* (30 à 35 degrés).

Il faut observer les règles suivantes : ne jamais administrer les lavements qu'un certain temps après le repas. Lorsque le malade est alité il faut le faire coucher sur le côté droit pour lui administrer un lavement.

Toutes les fois qu'un lavement n'est pas uniquement *laxatif* ou *purgatif*; mais qu'il est destiné à produire une action locale énergique (nitrate d'argent) ou à faire absorber un médicament, il est indispensable d'administrer préalablement un lavement simple de manière à débarrasser le rectum.

Il faut de plus réduire la quantité de liquide (1/4 de lavement) de manière à ce qu'il soit conservé le plus longtemps possible et puisse même être absorbé en totalité, s'il s'agit de lavements alimentaires.

Les formules des lavements sont un peu plus compliquées que celles des injections. Ils sont, en général, constitués par des infusions ou décoctions dont on accroit l'activité en y dissolvant des sels minéraux. On les divise en lavements *adoucissants, laxatifs, purgatifs, médicamenteux* et *nutritifs.*

Lavements adoucissants. — *Lavements d'amidon.*

    Amidon pulv....................... 15 gr.
    Eau..... .... 500 —

On délaye l'amidon dans environ 100 grammes d'eau, et l'on verse peu à peu le lait d'amidon ainsi obtenu dans le reste de l'eau portée à l'ébullition : on ajoute souvent à ce lavement une petite quantité de laudanum.

On emploie comme adoucissant la *racine de guimauve*; la *graine de lin*, etc., et parfois le jaune d'œuf (2 à 3 jaunes pour le lavement entier) dans ce dernier cas le lavement est en même temps nutritif.

Lavements laxatifs. — Le Codex fait préparer le lavement laxatif en délayant 100 grammes de *mellite de mercuriale* dans 400 grammes d'eau. On peut se servir de *gros miel,* de *savon de Marseille* ou de toutes les substances purgatives, mais employées *à faibles doses* et dissoutes dans une portion d'eau assez considérable ; cette eau agit mécaniquement en délayant les matières.

Lavements purgatifs. — Les formules de lavements purgatifs sont très nombreuses, nous nous bornerons à transcrire celle du Codex :

> Feuilles de séné...................... 15 gr.
> Faites infuser dans eau bouillante... 500 —

passez et ajoutez :

> Sulfate de soude...................... 15 gr.

On substitue souvent les *follicules* aux *feuilles* de séné et on ajoute de la *manne.*

On administre parfois l'huile de ricin en lavement : il faut alors l'émulsionner au moyen d'un jaune d'œuf (voir à huile de ricin, page 132 et à émulsion).

Lavements médicamenteux. — Les formules de ces lavements sont plus variées, on a recours à ce mode d'absorption toutes les fois qu'il s'agit de médicaments dont *la saveur* ou *l'odeur* sont par trop désagréables ou bien dans le cas où l'état du malade ne permet pas d'avoir recours à l'ingestion stomacale. Ainsi que nous l'avons dit, le volume des lavements médicamenteux doit toujours être aussi réduit que possible et le rectum doit être vidé avant leur administration.

Lorsque le lavement médicamenteux est destiné à faire absorber des substances insolubles dans l'eau il faut que ces substances soit réduites en poudre très fine et tenues en suspension dans un liquide mucilagineux. On devra même les émulsionner toutes les fois que cela sera possible.

Lavement astringent.

> Sous-nitrate de bismuth finement pulv.   10 gr.
> Extrait de ratanhia..................   5 —
> Poudre de gomme arabique.........   10 —
> Décocté de ratanhia...............   250 —

On mélange dans un mortier le sous-nitrate de bismuth avec la poudre de gomme et on ajoute une petite quantité d'eau de manière à obtenir une pâte bien homogène ; d'autre part on prépare la décoction de ratanhia ; lorsqu'elle est terminée on y fait fondre l'extrait et on mélange avec le sous-nitrate de bismuth.

Lavement au musc.

Musc............................	0 gr. 50
Jaune d'œuf n° 1.	
Décocté de guimauve..............	125 —

On triture le musc dans un mortier de manière à le pulvériser aussi finement que possible, on ajoute ensuite le jaune d'œuf et on mélange bien. Le décocté de guimauve doit être *tiède*, on le verse alors peu à peu en mélangeant avec soin et on obtient une sorte d'émulsion à la faveur de laquelle la poudre de musc reste en suspension.

On prépare de même les lavements avec les *gommes-résines* et en particulier *l'asa-fœtida*.

Le jaune d'œuf sert encore *d'intermède* toutes les fois qu'il s'agit d'administrer des substances insolubles dans l'eau, et plus ou moins irritantes, par exemple *la créosote*, *l'iodoforme* : on procède ainsi que nous venons de l'indiquer pour le musc.

Toutes les fois que la substance est *soluble dans l'eau*, le lavement est préparé par simple solution ; on devra faire choix d'un véhicule approprié et capable d'atténuer l'action locale du médicament si cette action est irritante. A cet effet au lieu d'eau simple on emploie *l'eau d'amidon*, la décoction de *guimauve*, de *graine de lin*, *le lait*, *l'émulsion de jaune d'œuf*, etc.

Lavement au chloral.

Hydrate de chloral................	2 à 4 gr.
Décoction de guimauve ou lait.....	125 —

Les lavements de *sels de quinine* sont très employés, et pour que le médicament soit absorbé le plus rapidement possible il est nécessaire qu'il soit dissous. Le *sulfate basique de quinine* habituellement employé est très peu soluble dans l'eau : on le dissout le plus souvent en faisant ajouter quantité suffisante d'eau de Rabel ; c'est un mauvais moyen car la solution renfermera toujours un *excès d'acide* et sera irritante. Il faut prescrire le *sulfate neutre de quinine* (ancien sel acide) qui est suffisamment soluble dans l'eau.

    Sulfate *neutre* de quinine........... 0 gr. 75
    Eau distillée....................... 60 —

Lorsque le lavement renferme des liquides volatils tels que *le chloroforme*, il ne faut les ajouter qu'au moment de l'administration et attendre que le lavement soit presque entièrement refroidi s'il a été préparé à chaud. Si le liquide est insoluble, et tel est le cas du chloroforme, il est bon de le mélanger avec une très petite quantité d'alcool ou avec du jaune d'œuf; on fait alors une émulsion.

L'addition de liquides solubles tels que le laudanum ne nécessite aucune précaution spéciale.

Lavements nutritifs. — Ces lavements sont constitués par du *bouillon, du jus de viande* et mieux encore des *peptones* (voir ce mot), que l'on introduit dans le rectum par petites quantités à la fois (1/4 de lavement au plus) de manière à ce que le malade puisse les conserver.

On administre également du lait que l'on peut rendre plus nutritif en y délayant des jaunes d'œufs.

Mais le type du lavement nutritif est le lavement à la peptone.

Lavement à la peptone.

Peptone liquide................... 40 gr.
ou Peptone sèche................. 10 —
Bi-Carbonate de soude........... 0 — 50

Faites dissoudre dans 100 grammes de lait auquel on ajoutera un jaune d'œuf et quelques gouttes de laudanum.

Injections chirurgicales.

Ces injections employées par le chirurgien soit pendant l'opération pour laver les plaies et enlever le sang et autres liquides de l'organisme, soit après l'opération, pour les nettoyages, sont toujours constituées par des liquides antiseptiques tels que les *solutions de sublimé ou celles d'acide phénique :*
Leur formule doit être aussi simple que possible et comme véhicule on doit employer l'eau *préalablement bouillie.*

Solution d'acide phénique (forte).

Acide phénique pur................ 50 gr.
Eau distillée bouillie............... 1000 —

Solution d'acide phénique (faible).

Acide phénique pur................ 25 gr.
Eau distillée bouillie............... 1000 —

La solution de l'acide phénique s'effectue directement, sans intermédiaire. *Lister* **fait ajouter à ces solutions 50 gr. ou 25 gr. d'alcool à 90° et Lucas-Championnière, 50 gr. ou 25 gr. de glycérine.**

Solution de sublimé.

On emploie la solution aqueuse du millième ou bien la liqueur de Van Swieten.

Liqueur de Van Swieten.

Sublimé corrosif....................	1 gr.
Alcool à 80°......................	100 —
Eau distillée.....................	900 —.

Pour l'usage obstétrical l'Académie vient d'adopter, conformément aux conclusions de *M. Budin* la formule suivante des paquets destinés à être dissous *dans un litre d'eau* pour pratiquer les injections à la suite de couches.

Sublimé corrosif...................	0 gr. 25
Acide tartrique....................	1 —
Solution alcoolique de carmin d'indigo à 1/20......................	I goutte

Pour un paquet que l'on fait dissoudre dans un litre d'eau.

Injections hypodermiques[1].

Les injections hypodermiques sont des solutions médicamenteuses que l'on introduit assez profondément sous la peau, dans le *derme* même, au moyen de petites seringues dont la canule est constituée par une aiguille creuse en acier, argent doré, ou mieux en platine iridié (prof. Debove).

Dans la presque totalité des cas les substances que l'on injecte sont solubles : et les véhicules les plus employés sont *l'eau distillée, l'eau distillée de laurier-cerise ou la glycérine.* Lorsque la substance n'est pas soluble dans ces véhicules *aqueux* on emploie *l'alcool*

---

1. Les injections hypodermiques devraient rigoureusement être étudiées dans le livre suivant, car ce sont des préparations réservées pour l'usage interne ; mais comme forme phamaceutique elles se rapprochent trop des autres injections pour qu'il nous soit possible de les en séparer.

faible, *l'éther*, *le chloroforme*, *les huiles végétales stéri-lisées* et la *vaseline liquide*.

Quel que soit le véhicule employé il doit être d'une limpidité parfaite et être aussi aseptique que possible. La solution préparée devra être filtrée avec soin sur du papier lavé et renfermée dans un flacon bouché à l'émeri :

L'eau distillée est le véhicule le plus souvent employé : il est préférable de préparer spécialement celle qui est destinée aux injections hypodermiques afin qu'elle contienne le moins possible de matières organiques. On la prépare par petite quantité en distillant dans une cornue en verre.

La glycérine devra être très pure et d'une neutralité absolue.

Les huiles végétales doivent être préalablement lavées et stérilisées, on les agite avec le cinquième de leur poids d'alcool à 90° : on décante cet alcool et on renouvelle l'opération jusqu'à ce qu'il ne se colore plus : on place ensuite l'huile ainsi lavée dans une capsule en porcelaine et on la chauffe vers 200 degrés : elle se décolore en partie : on filtre et on conserve dans un flacon à l'émeri.

L'huile de vaseline ou *vaseline liquide* est également stérilisée par l'action de la chaleur, puis filtrée : elle peut servir à la préparation des injections *antiselti-ques*, des *injections alcaloïdiques* et des *injections mer-curielles*.

Les injections dont le véhicule est constitué par de l'eau distillée simple, sont assez altérables : un des meilleurs moyens pour assurer leur conservation consiste à placer dans le liquide un petit fragment de camphre.

Le médecin devra toujours faire transcrire sur l'étiquette le dosage de la solution. Régulièrement la

bouteille ne doit pas être munie de l'étiquette rouge
(Usage externe).

Solution hypodermique de chlorhydrate de morphine.

Chlorhydrate de morphine........	1 gram.
Eau distillée de laurier cerise.....	10 —
Eau distillée simple.............	40 —

Un gramme ou *une seringue* renferment *deux centigrammes* de sel de morphine.

Solution de morphine et d'atropine.

Chlorhydrate de morphine..........	50 cent.
Sulfate neutre et atropine...........	25 mil.
Eau distillée.......................	50 gr.

Un gramme ou une seringue de solution renferme
un centigramme de sel de morphine et un demi milli-
gramme de sulfate d'atropine.

Injection hypodermique de caféine (Tanret).

Caféine.........................	2 gr. 50
Benzoate de soude...............	2 — 95
Eau distillée, q. s. pour faire.....	10 cent. c.

Chaque centimètre cube renferme 0,25 de caféine.

Injection de calomel.

Calomel........................	0 gr. 50
Vaseline liquide, Q. S. pour faire...	dix cent. cubes.

Renferme 0,05 de calomel en suspension par centimètre cube.

Solution de gaïacol iodoformée.

Gaïacol..	5 gr.
Iodoforme.................................	1 —
Huile d'olives stérilisée et Vaseline liquide..... | ââ PE : Q. S pour faire.	100 cent. c.

Un cent. cube renferme 5 centigr. de gaïacol et
1 centigr. de iodoforme.

CHAPITRE IX

**POMMADES. — CÉRATS. — GLYCÉRÉS. — HUILES MÉDICI-
NALES. — LINIMENTS. — EMBROCATIONS**

Tous les médicaments que nous étudierons dans ce chapitre sont réservés pour l'usage externe ; leur but thérapeutique est le même, ils ne diffèrent entre eux que par la nature de l'excipient.

Les *pommades* ont pour expédient l'*axonge* ou *graisse de porc* dont nous avons parlé (page 129) et sont solides à la température ordinaire.

Les *cérats* sont constitués par un mélange de *cire* et d'*huile* quelquefois émulsionné avec une petite quantité d'eau.

Les *pétréolés* sont préparés avec la pétréoline (pétroléine) ou vaseline comme excipient.

Les *glycérés* ont pour base la glycérine ou un empois préparé avec la glycérine et l'amidon, le *glycéré d'amidon*.

Les *huiles médicinales* ont pour excipient les diverses huiles naturelles dont nous avons parlé. Ces dernières préparations liquides sont désignées plus spécialement sous le nom de *liniments*.

Pommades.

Les pommades sont constituées par *un* ou *plusieurs* des excipients que nous venons d'énumérer, mélangés à des substances médicamenteuses : elles sont solides à la température ordinaire et diffèrent des onguents et des emplâtres en ce qu'elles ne renferment pas de corps résineux.

On obtient les pommades et les huiles médicinales de trois manières différentes :

1° Par simple mélange ;

2° Par l'action de la chaleur (solution, digestion, coction) ;

3° Par réaction chimique.

Elles constituent des préparations *officinales* ou *magistrales*, ces dernières sont presque toujours obtenues par simple mélange.

Nous allons passer en revue ces modes de préparation :

Pommades proprement dites avec l'axonge.

1° *Préparation par mélange* (au mortier). — La formule d'une pommade peut être assez complexe, il n'est pas nécessaire que les divers éléments qui la constituent soient solubles les uns dans les autres. On peut en effet mélanger à l'axonge, et aux autres excipients solides les corps de nature la plus variée, des *poudres végétales, minérales*, des *extraits* et même des *liquides* en petite quantité. Les seules précautions à prendre sont celles qui permettent d'obtenir un mélange aussi homogène que possible.

La pommade sera bien faite lorsqu'elle présentera un aspect uniforme et lorsqu'en passant sur le dos de la main le doigt imprégné de cette pommade on ne percevra aucune sensation de grattement dû à la présence de particules solides insuffisamment pulvérisées.

Pour bien faire une pommade : il faut donc pulvériser avec soin toutes les substances insolubles de nature végétale ou minérale et même porphyriser ces dernières. Les substances solubles seront dissoutes dans un véhicule approprié et employé en aussi faible quantité que possible. On doit choisir ce véhicule capable de se mélanger aux corps gras : c'est la *glycérine* qui remplit le mieux toutes les conditions exigées : le plus souvent il n'est pas nécessaire d'obtenir une solution complète ; par exemple s'il s'agit d'extraits il suffit de les ramollir de manière à obtenir une pâte molle qui se mélange facilement au corps gras. Si au lieu de glycérine on est obligé d'employer de l'eau ou de l'alcool l'incorporation à l'excipient est plus longue et n'est terminée qu'au moment où l'on ne voit plus perler de gouttelettes liquides lorsqu'on comprime la pommade avec une spatule ; à ce moment la pommade *adhère également bien au pilon et au mortier.*

Pommade belladonée.

Extrait de belladone..................	4 gr.
Eau ou mieux glycérine..............	2 —
Axonge...............................	24 —

On triture au mortier l'extrait avec l'eau ou la glycérine de manière à obtenir une pâte molle ; puis on ajoute l'axonge par *petite quantité* à chaque fois et l'on mélange avec soin.

Pommade à l'iodure de potassium.

Iodure de potassium..................	10 gr.
Eau ou glycérine.....................	10 —
Axonge benzoinée	80 —

On triture l'iodure avec l'eau jusqu'à dissolution puis on ajoute peu à peu l'axonge. Lorsqu'on frictionne le dos de la main avec une petite quantité de cette pommade on ne doit, si elle est bien préparée, percevoir aucune sensation de frottement due à une particule de sel non dissous.

Pommade à l'oxyde rouge de mercure.

Oxyde rouge de mercure.............. 2 gr.
Vaseline........................... 30 —

On commencera par pulvériser *très finement* ou mieux *porphyriser* l'oxyde soit à sec soit avec une très petite quantité de vaseline ; puis on incorpore au reste de l'excipient.

Pommade mercurielle à parties égales.

Onguent mercuriel double : onguent napolitain.

Mercure............................ 500 gr.
Axonge benzoïnée................... 500 —

On commence par triturer le mercure avec le quart environ de l'axonge et cela jusqu'à ce qu'il soit complètement *éteint* c'est-à-dire qu'on ne distingue plus, même à la loupe de globules brillants, ou bien que l'on n'en retrouve plus en écrasant une petite quantité de pommade entre deux feuilles de papier à filtrer que l'on frotte l'une contre l'autre de manière à absorber le corps gras. Cette opération est assez longue : lorsqu'elle est terminée on ajoute le reste de l'axonge et on mélange avec soin.

La préparation de cette pommade exige beaucoup de temps et l'on a proposé un très grand nombre d'artifices pour faciliter et hâter l'extinction du mercure, mais ils ont presque tous l'inconvénient d'introduire des corps étrangers dans la pommade. Le meilleur, et celui qui peut être employé, consiste à se servir de pommade déjà faite et anciennement préparée ; le mercure disparaît assez vite par trituration.

Préparation par solution. — Cette manière d'opérer qui nécessite l'emploi de la chaleur est presque toujours réservée aux préparations officinales. La chaleur est nécessaire pour permettre aux corps gras, devenus liquides, de dissoudre plus facilement les substances avec lesquelles on les met en contact, ou tout au moins de se charger de leurs principes solubles.

On prépare ces pommades de diverses manières :
1° Par *fusion et solution* :

Pommade chloroformée.

Chloroforme.........................	10 gr.
Cire.................................	5 —
Axonge..............................	85 —

On fait liquéfier au bain-marie, l'axonge et la cire placées dans un flacon à large ouverture et pouvant être bouché : on laisse ensuite refroidir et au moment où la solidification va commencer on ajoute le chloroforme et on agite vivement jusqu'à ce que la pommade soit refroidie.

Pommade ou baume Nerval.

Beurre de muscade...................	450 gr.
Moelle de bœuf......................	350 —
Huile d'amandes douces.............	100 —

Faites liquéfier à une douce chaleur et passez à travers un linge :
On reçoit dans un mortier en marbre et on agite le mélange jusqu'à ce qu'il commence à se solidifier :

on ajoute alors une dissolution également filtrée **faite** avec :

Camphre	15	**gr.**
Baume de tolu	30	—
Alcool à 80°	60	—

Et en dernier lieu.

Essence de romarin	30	**gr.**
Essence de girofles	15	—

2° *Par fusion* et *digestion*. — On emploie ce procédé lorsque la substance n'est pas entièrement soluble dans l'excipient; on fait une digestion dans laquelle l'eau est remplacée par un corps gras. On prépare ainsi la pommade épispastique jaune.

Pommade épispastique jaune.

Cantharides grossièrement pulvérisées.	60	gr.
Axonge	840	—
Cire jaune	120	—
Curcuma pulv	4	—
Essence de citron	4	—

On fait digérer pendant 4 heures au bain-marie les cantharides dans l'axonge : on laisse reposer, on décante puis on ajoute la poudre de curcuma et on maintient encore une heure au bain-marie. On filtre alors au papier, on fait fondre la cire et on ajoute l'essence lorsque la masse commence à se refroidir.

3° *Par fusion et coction*. — On emploie ce procédé lorsque l'on se sert de plantes fraîches qui doivent perdre leur eau de végétation avant de céder aux corps gras, leurs matières solubles. On prépare ainsi la *pommade de bourgeons de peuplier* ou *onguent populeum*.

Feuilles fraîches de pavots		
— jusquiame		
— belladone	àà 500 gr.	
— morelle		
Axonge	4000	—

Faites chauffer sur un feu doux jusqu'à ce que l'eau de végétation soit complètement évaporée. On le reconnaît en projetant sur des charbons une petite quantité d'axonge : elle doit s'enflammer sans produire de *crépitation* : on ajoute alors

> Bourgeons de peuplier récemment séchés........................... 800 gr.

et on fait digérer pendant 24 heures au bain-marie.

On passe avec expression on laisse refroidir pour séparer le dépôt : on décante et on conserve dans des pots.

4° *Par réaction chimique.* — Ce groupe est peu nombreux ; et les pommades qui le constituent sont préparées par mélange, mais les substances chimiques incorporées réagissent plus ou moins vite sur les corps gras et les modifient profondément.

Pommade citrine.

> Mercure................................ 40 gr.
> Acide azotique officinal.............. 8. —
> Axonge................................ 400 —
> Huile d'olives........................ 400 —

On fait dissoudre à froid le mercure dans l'acide et on verse la solution dans le mélange d'huile et d'axonge préalablement liquéfiée.

On coule dans des moules de papier. A la suite des transformations chimiques qui s'opèrent, cette pommade devient jaune et acquiert une consistance très ferme. Elle doit être conservée à l'abri de la lumière.

Pommade oxygénée d'Alyon.

> Acide azotique........................ 60 gr.
> Axonge................................ 500 —

On ajoute l'acide à l'axonge préalablement liquéfiée, puis on coule dans des moules de papier.

Petréolés. — Ce sont les pommades qui ont pour excipient la *pétréoline*, *pétroléine*, ou *vaseline* (voir page 136) que l'on peut substituer à l'axonge dans toutes les formules, sauf dans celles où la pommade est obtenue par réaction chimique. La vaseline étant inattaquable par *les acides* aussi bien que par *les alcalis*.

La substitution de la vaseline à l'axonge présente surtout beaucoup d'avantages pour la préparation des pommades anti-ophtalmiques :

Pommade du Régent.

```
Oxyde rouge de mercure...............  1 gr.
Acétate de plomb cristallisé...........  1 —
Camphre................................  0 — 10
Vaseline...............................  18 —
```

On porphyrise l'oxyde de mercure et l'acétate de plomb ; on ajoute le camphre que l'on pulvérise également puis on incorpore à la vaseline.

Beaucoup de pommades que l'on prépare par *mélange avec l'axonge* peuvent être faites par *solution dans la vaseline*. Cette substance dissout en effet bon nombre de corps et de sels métalliques insolubles dans les corps gras ; par exemple le *tannin* le *sulfate de zinc*.

Lanolés. — On désigne sous ce nom les pommades préparées avec la lanoline (voir page 129). On les obtient par mélange au mortier. Ces pommades présentent l'avantage d'être très adhérentes à l'épiderme. On peut dans leur formule introduire une assez grande quantité de solutions *aqueuses* ou de *glycérine* ; la lanoline pouvant absorber facilement ces liquides.

Cérats.

Les *cérats* **sont des pommades qui ont pour excipient un mélange** de *cire* et d'*huile* **fondues ensemble ou bien émulsionnées avec** une petite quantité d'eau **aromatique.** On désigne les premiers sous le nom de *cérats simples* ou *cérats sans eau* : les seconds sont de **véritables** émulsions (voir ce mot) dans lesquelles la **quantité d'eau** est très petite par rapport à celle des **corps gras,** aussi conservent-elles la forme solide.

Les cérats sont préparés avec la *cire d'abeilles*, ils sont *jaunes* si l'on emploie la cire naturelle comme dans les **hôpitaux,** et *blancs* si l'on fait usage de la *cire blanche* : **c'est** la seule différence entre les deux préparations.

Cérat simple ou *cérat sans eau.*

```
Cire blanche........................ 100 gr.
Huile d'amandes douces.............. 300 —
```

On fait fondre à la chaleur du bain-marie et on coule **dans des pots.**

Cérat émulsionné ou cérat de Galien.

```
Cire blanche........................ 100 gr.
Huile d'amandes douces.............. 400 —
Eau distillée de roses.............. 300 —
```

On fait fondre la cire dans l'huile et on verse le mé-**lange dans** un mortier en marbre préalablement **chauffé afin** que la solidification n'ait pas lieu trop vite **et qu'il ne se** forme pas de grumeaux. On agite alors **(on bat)** avec un pilon à tête étroite et à long manche **(forme battant** de cloche) nommé *bistortier* jusqu'à commencement de solidification : on ajoute alors l'eau de roses, par très petite quantité à la fois, et en battant bien après chaque addition de manière à obtenir une émulsion stable. Le cérat bien préparé doit se conserver deux ou trois semaines sans laisser suinter de gouttelettes d'eau ;

Le cérat de Galien des hôpitaux est préparé avec de la cire jaunè et de l'eau commune.

Le cérat sert d'excipient à un très grand nombre de pommades magistrales qui sont toujours obtenues par mélange au mortier : on ne pourrait en effet chauffer un cérat sans détruire l'émulsion. Les cérats présentent sur les excipients que nous avons passés en revue l'avantage de *dissoudre facilement* les extraits et les *corps solubles dans l'eau.*

La conservation des cérats est de moindre durée que celle des autres pommades ; l'émulsion se détruisant au bout d'un certain temps.

Glycérés.

Les *glycérés*, car le Codex actuel a réuni sous la même dénomination les *glycérats* et les *glycérolés*, sont intermédiaires entre les *pommades* et *les liniments* : ils sont en effet *solides* lorsqu'ils ont pour excipient le *glycéré d'amidon*, et *liquides* lorsqu'on emploie la *glycérine en nature.*

Nous avons déjà dit un mot de la glycérine lorsque nous avons passé en revue la préparation des emplâtres proprement dits (voir page 112). Nous avons vu que sous l'influence des oxydes alcalins ou métalliques les corps gras se dédoublaient en *acides gras* (qui forment des sels avec les oxydes) et en *glycérine* qui restait mélangée à l'eau au sein de laquelle s'était effectuée la saponification.

La *glycérine* est aujourd'hui un produit industriel très important ; que l'on obtient pour la plus grande partie comme produit secondaire dans la fabrication de *l'acide stéarique*, utilisé pour la fabrication des bougies. La glycérine préparée de cette manière est toujours légèrement colorée et sa rectification est assez longue. Pour l'usage médical on préfère la glycérine obtenue en saponifiant les corps gras par l'action de la vapeur d'eau surchauffée, à une température variant de 290° à 315°. A cette température le dédoublement du corps gras a lieu sans intervention d'alcali : les acides gras restent *isolés* et après refroidissement sont séparés de l'eau qui retient la glycérine en dissolution.

Glycérine. — La glycérine a été découverte par *Schéele* en 1779. Ce chimiste la désigna sous le nom de *principe doux des huiles*.

Chevreul l'étudia en 1813, en fixa la composition chimique, et lui donna le nom de *glycérine*, c'est enfin M. Berthelot qui en découvrit la fonction chimique. (Alcool triatomique).

C'est un liquide sirupeux, incolore, inodore, présentant une saveur sucrée. La glycérine est soluble dans l'eau et l'alcool, insoluble dans l'éther et le chloroforme, elle doit être *neutra* au tournesol.

La glycérine attire, facilement l'humidité et renferme toujours une petite quantité d'eau. Le Codex fixe la densité de la glycérine officinale à 1,242 (29° Baumé) mais la glycérine absorbant toujours une petite quantité d'humidité, le degré commercial est habituellement égal à 28° Baumé. On emploie également de la glycérine plus concentrée à 30° Baumé (D. 1,252).

La glycérine est volatile et peut être distillée vers 290° ; mais, pour qu'elle ne soit pas altérée, il faut effectuer cette opération dans le vide ou dans un courant de vapeur d'eau. Elle possède de précieuses propriétés thérapeutiques, c'est ce qui explique ses nombreux usages tant internes qu'externes. Son toucher gras le fait employer comme lubréfiant ; et elle entre comme excipient dans la composition d'un certain nombre de liniments : on peut la solidifier en préparant avec elle un empois d'amidon ; elle devient alors semblable aux pommades proprement dites ; et peut, sous cette forme, dissoudre un grand nombre de substances insolubles dans les corps gras. De plus, les glycérés étant solubles dans l'eau ou miscibles à ce liquide, le nettoyage des parties où ils ont été appliqués s'effectue par un simple lavage.

La glycérine est de tous les véhicules, usités en pharmacie, celui qui possède le pouvoir dissolvant le plus étendu. Sauf de rares exceptions, elle dissout, et en plus grande proportion qu'aucun autre tous les corps solubles dans l'*eau* et dans l'*alcool*, même lorsqu'ils ne sont solubles que dans l'un de ces dissolvants.

Le Codex actuel réunit sous la dénomination unique de *glycérés* les préparations qui ont pour excipient la glycérine (glycérolés) ou la glycérine solidifiée par l'amidon (glycérats).

Glycéré d'amidon.

```
Amidon pulv...................... 1 gr.
Glycérine officinale.............. 44 —
```

On délaye à froid, avec le plus grand soin et on fait ensuite chauffer lentement et en remuant sans cesse jusqu'à ce que la masse se prenne en gelée. Le glycéré est *plus transpare t* si on remplace l'amidon par la fécule de pomme de terre, et plus *consistant*, si on le prépare avec de la glycérine à 30°.

Le *glycéré d'amidon* ainsi obtenu, sert d'excipient,

au même titre que l'axonge et le cérat, pour la préparation d'un assez grand nombre de pommades qu'on désigne également sous le nom de *glycérés*.

Ces pommades sont préparées par mélange au mortier ; et avec d'autant plus de facilité que la plupart des substances actives que l'on doit incorporer sont *solubles* dans la glycérine et par suite dans le *glycéré* d'amidon.

Glycéré d'extrait d'opium.

Extrait d'opium....................	10 gr.
Glycéré d'amidon..................	90 —

On triture l'extrait avec une petite quantité de glycéré de manière à obtenir une pâte molle et parfaitement homogène ; on ajoute ensuite le reste du glycéré.

Glycéré d'iodure de potassium.

Iodure de potassium................	4 gr.
Glycérine ou eau distillée...........	4 —
Glycéré d'amidon...................	22 —

On dissout par trituration l'iodure de potassium dans la glycérine puis on effectue le mélange. Pour peu que la glycérine soit acide, cette pommade jaunit.

Lorsque l'on emploie la *glycérine* comme excipient la préparation est faite par un simple mélange, au mortier si cela est nécessaire.

Glycéré d'iodure de potassium ioduré.

Iodure de potassium................	10 gr.
Iode................................	2 —
Eau distillée.......................	10 —
Glycérine	90 —

On dissout l'iodure de potassium dans l'eau, on triture avec l'iode qui se dissout également, puis on mélange avec la glycérine.

Un glycéré qui devrait être plus employé est celui de *sucrate de chaux* qui remplace avec avantage l'eau de chaux dans la préparation du *liniment oléo-calcaire*.

On l'obtient en mélangeant :

        Chaux vive.......................... 80 gr.
        Sucre pulvérisé................... 160 —
        Eau............................... 700 —

Après 24 heures de contact et d'agitation fréquente on filtre et on ajoute :

        Glycérine.......................... 160 gr.

500 grammes de glycéré mélangés à 200 grammes d'huile d'amandes douces donnent un liniment oléocalcaire irréprochable.

Huiles médicinales. — Liniments et embrocations.

L'excipient adopté pour la préparation des huiles médicinales est, sauf de rares exceptions, l'huile d'olives. Cette huile se conserve bien et n'est pas siccative ; elle ne présente qu'un seul inconvénient, celui de se solidifier trop facilement, ce qui fait qu'au dessous de 10° les huiles médicinales commencent à se troubler et à devenir grenues. L'huile dissout un assez grand nombre des principes renfermés dans les plantes, les *essences*, les matières *résineuses* et *huileuses*, la *chlorophylle* et un certain nombre de *principes immédiats*. Mais pour que cette dissolution puisse s'effectuer il faut que la plante soit sèche, ou si elle est fraiche il faut la laisser digérer un temps assez long et à une température suffisante pour que toute l'eau de végétation se dissipe.

Les huiles médicinales sont *simples* ou *composées*.

On les prépare par *solution*, *macération*, *digestion* et *coction*.

Par solution. — On prépare par ce procédé les huiles médicinales toutes les fois que la substance active est entièrement soluble ; on favorise la dissolution en chauffant si cela est nécessaire.

Huile camphrée.

Camphre rapé......................	10 gr.
Huile d'olives..........	90 —

On filtre après dissolution.

L'*huile phosphorée* mérite une mention spéciale. Le Codex de 1866 le faisait préparer en chauffant au bain-marie pendant 20 minutes, 2 grammes de phosphore blanc dans 100 grammes d'huile d'amandes douces, on décantait après refroidissement, et l'huile retenait environ 1/100 de son poids de phosphore. Ce mode de préparation était très défectueux. Le Codex de 1884 lui a substitué le suivant.

On commence par décolorer l'huile d'amandes et la rendre inaltérable en la chauffant quelques instants vers 250 degrés et l'on prépare ensuite par solution au bain-marie une huile au centième réservée pour l'usage externe.

Phosphore blanc...................	1 gr.
Huile d'amandes douces décolorée...	95 —
Éther sulfurique..................	4 —

L'addition d'éther que l'on fait après dissolution du phosphore et refroidissement a pour but d'empêcher l'oxydation du phosphore. Cette huile est réservée pour l'usage *externe :* on prépare pour l'usage *interne* une huile phosphorée *au millième* en mélangeant.

> Huile phosphorée au centième.. ....   10 gr.
> Huile d'amandes douces décolorée....   90 —

Par macération. — Ce mode de préparation, inusité aujourd'hui, était réservé pour les substances fraîches dont le principe odorant serait altéré par la chaleur, on préparait ainsi l'*huile rosat* avec les *pé,ales de roses pâles*, l'huile de *jasmin*, de *violettes*, etc.

Par digestion. — On prépare ainsi presque toutes les huiles médicinales avec les substances sèches, *fleurs de camomille, pétales secs de roses, sommités de mil cpertuis*, en employant 100 parties de substances pour 1000 d'huile d'olives.

On fait digérer pendant *deux heures* au *bain-marie :* l'huile de cantharides se prépare de la même manière ; mais on fait digérer pendant six heures.

Par coction. — Ce mode de préparation est employé pour les plantes fraîches qui ne renferment pas de principes volatils facilement altérables par la chaleur. Il faut faire cuire les plantes jusqu'à dissipation complète de toute trace d'humidité c'est alors seulement, ainsi que nous l'avons dit, que les principes actifs peuvent passer en dissolution dans l'huile.

On prépare ainsi toutes les huiles médicinales de solanées vireuses : *belladone, jusquiame, morelle, stramonium)* et celle de *ciguë* que nous allons prendre comme exemple :

Huile de ciguë.

On contuse les feuilles et on les fait bouillir avec l'huile, sur un feu doux jusqu'à ce que l'eau de végétation soit dissipée, on passe avec expression et on filtre.

Les *huiles médicinales* composées sont peu nombreuses : la plus employée est le baume tranquille que l'on prépare de la manière suivante :

Baume Tranquille.

Feuilles fraîches de belladone......
    —   jusquiame......
    —   morelle.......
    —   nicotiane......   ââ 200 gr.
    —   pavot..........
    —   stramoine.....

Huile essentielle *d'absinthe*, *d'hysope*, de *marjolaine*, de *menthe*, de *rue*, de *romarin*, de *sauge*, de *thym* ââ 0 g. 50 cent. *huile d'olives* 5000 gr.

On contuse les plantes fraîches et on les fait cuire dans l'huile jusqu'à dissipation complète de l'humidité, on passe ensuite avec expression et on ajoute les essences. On filtre.

Les huiles médicinales dont nous venons de parler sont toutes des préparations officinales : par suite de leur mélange entre elles ou avec d'autres substances médicamenteuses elles constituent les *liniments* qui sont des préparations magistrales.

Les *liniments* sont comme les pommades des médicaments destinés à être appliqués sur la peau, mais ils diffèrent des pommades par leur consistance qui le plus souvent est *liquide*. Ils sont ou entièrement constitués par des corps gras ou par un mélange de corps gras avec des liquides alcooliques, des huiles essentielles. Parfois les liniments sont entièrement de nature alcoolique. Leur préparation ne présente aucune difficulté et s'effectue le plus souvent par *solution ou mélange*.

Liniment au chloroforme.

```
Chloroforme........................   10 gr.
Baume tranquille...................   90 —
```

On opère par simple *solution* dans le flacon même où l'on pèse les substances :

Lorsqu'il entre un extrait dans la composition du liniment ; il faut délayer cet extrait dans une petite quantité d'eau ou mieux de glycérine et l'on mélange ensuite avec le corps gras : on opère dans un mortier :

Liniment calmant.

```
Extrait de jusquiame................   4 gr.
   —        belladone ..............   2 —
Laudanum de Sydenham............   5 —
Huile de jusquiame.................  100 —
```

On délaye les deux extraits avec une petite quantité de glycérine ; on ajoute le laudanum : puis en dernier lieu l'huile de jusquiame. Le mélange n'est pas homogène ; il faut agiter le flacon avant d'en faire usage.

Des matières insolubles, poudres végétales, etc. peuvent entrer dans la composition de liniments ; il faut pour que ces substances restent en suspension commencer par bien les imbiber et les délayer avec soin pour qu'elles ne fassent pas de grumeaux. Pour cela on les pile au mortier avec une petite quantité du liquide qui constitue le liniment.

Liniment calmant.

```
Poudre d'opium......................   2 gr.
Baume tranquille...................   60 —
```

Liniment de Rosen.

Beurre de muscade..................	5 gr.
Huile volatile de girofles.............	5 —
Esprit de genièvre.................	90 —

On triture au mortier le beurre de muscade avec **5 gr.** d'huile de ricin employée comme intermède ; on ajoute ensuite l'essence de girofles, puis l'esprit de genièvre.

Quelquefois les liniments sont préparés par réaction chimique c'est-à-dire que les substances mélangées réagissent les unes sur les autres et produisent un corps de consistance autre que celle des composants.

Liniment ammoniacal ou volatil.

Ammoniaque liquide.................	10 gr.
Huile d'amandes douces.............	90 —

Mélangez : l'ammoniaque réagit sur l'huile : la saponifie, et le savon obtenu reste mélangé avec l'excès de corps gras.

Liniment calcaire.

Huile d'amandes douces.............	50 gr.
Eau de chaux saturée...............	50 —

On agite bien dans le flacon même où l'on a pesé les deux substances : il se forme un *savon de chaux* solide qui reste divisé dans l'excès d'huile : le précédent Codex faisait ajouter beaucoup plus d'eau de chaux.

Huile d'amandes douces.............	10 gr.
Eau de chaux.....................	450 —

et on séparait par décantation le savon formé.

Ce liniment est remplacé avec avantage par le liniment saccharocalcaire (voir p. 168).

Très souvent les liniments sont constitués par un mélange de liquides *gras*, *alcooliques* ou *aqueux* qui ne sont pas susceptibles de se dissoudre mutuellement. Leur préparation consiste tout simplement à peser successivement ces liquides dans le flacon et au moment d'en faire usage on agite fortement de manière à bien mélanger.

Liniment calmant.

Laudanum de Sydenham.............	5 gr.
Chloroforme.......................	10 —
Baume tranquille..................	85 —

Liniment excitant.

Alcoolat de Fioravanti..............	50 gr.
Ammoniaque liquide................	5 —
Essence de lavande................	10 —

Mélangez.

Embrocation. — Nous avons vu en quoi *l'embrocation* diffère de la *fomentation* (voir fomentation, p. 75). L'embrocation est un liniment qui la plupart du temps est employé après avoir été *préalablement chauffé*. C'est un *cataplasme liquide* :

Quelquefois cependant l'embrocation est employée comme le liniment, à la température de la chambre : Cette déstination est aujourd'hui à peu près inusitée et nous ne la mentionnons que pour mémoire.

Mode d'application des pommades et des liniments.

Il existe deux manières différentes d'appliquer les préparations dont nous venons de parler, suivant qu'elles sont *calmantes* ou bien au contraire qu'elles sont destinées à agir comme *révulsives et excitantes*.

On applique les premières par *onction* et les secondes par *friction*.

Onction. — Cette opération consiste à étaler le médicament à l'endroit désigné de manière à le recouvrir d'une légère couche, et cela en exerçant une pression aussi légère que possible.

L'onction est pratiquée avec le doigt, avec un pinceau, un morceau de linge spongieux (flanelle). Dans ce dernier cas le médecin doit bien spécifier s'il désire que le linge qui a servi à pratiquer l'onction soit laissé appliqué en compresse. Ce point est fort important et dans certains cas il permet de prolonger plus longtemps l'action calmante du médicament ; tandis que parfois il peut le modifier complètement. Ainsi l'onction pratiquée avec un *liniment calmant* contenant du *chloroforme* peut devenir *révulsive* si on laisse la compresse appliquée et recouverte d'une étoffe imperméable qui s'oppose à la volatilisation du chloroforme.

L'onction est surtout pratiquée avec des liniments de *nature grasse*.

Badigeonnages. — Le badigeonnage est une onction faite avec un liquide aqueux ou alcoolique jouissant le plus souvent de propriétés *résolutives* ou *irritantes* : On laisse sécher sur place si le liquide est volatil. On applique de cette manière la *teinture d'iode* ; le badigeonnage est fait avec un pinceau.

Les collutoires dont nous parlerons plus tard sont également appliqués par badigeonnage.

Friction. — La *friction* réservée plus spécialement pour les préparations irritantes et révulsives, est une opération dont le nom indique suffisamment la nature. On la pratique soit avec la main, soit avec un linge de flanelle imprégné de la préparation médicamenteuse. Très souvent on commence par pratiquer à l'endroit désigné une friction sèche soit avec la main soit avec une brosse ou un tissu de crin : puis lorsque l'épiderme est devenu suffisamment rouge et congestionné ou continue la friction avec le médicament et suivant les cas on laisse ou non appliqué en compresse le linge qui a servi à la pratiquer.

CHAPITRE X

SUPPOSITOIRES ET BOUGIES

Les *suppositoires* sont des médicaments solides de consistance assez ferme bien que facilement *solubles* ou *fusibles* et destinés à être introduits dans le *rectum* ou le *vagin*. On leur donne habituellement une forme conique destinée à faciliter leur introduction dans ces cavités.

La matière qui les constitue doit être facilement fusible. (*Beurre de cacao*, *suif* mélangé d'*axonge* ou de *vaseline*;) ou soluble (*miel épaissi, savon*). Leur consistance doit être assez ferme pour qu'on puisse les introduire sans qu'ils se ramollissent ou se déforment entre les doigts.

Le beurre de cacao, dont nous avons déjà parlé (page 130) est la substance la plus employée pour la confection des suppositoires. Il présente, en effet, sur tous les autres corps gras un avantage particulier, celui d'être à froid assez ferme et assez résistant pour pouvoir être manié facilement et la particularité de se ramollir et de se liquéfier à une température inférieure à celle du corps.

On se sert également de suif de mouton ; mais cette

substance ne présente pas une consistance suffisante pour confectionner des suppositoires faciles à manier. On a proposé l'emploi du mélange suivant :

        Vaseline........................ .. 1 partie
        Paraffine .... 3 —
        Cire blanche..................... 1 —

Cette composition est loin de présenter les avantages du beurre de cacao.

Les *matières solubles* que l'on emploie pour la confection des suppositoires sont :

1° *Le savon.* — On emploie le savon de Marseille que l'on taille en cône ;

2° *Le miel.* — On emploie le gros miel que l'on fait cuire et épaissir sur le feu de manière à ce qu'il se prenne en masse par refroidissement ;

3° On confectionne aujourd'hui des suppositoires solubles avec des mélanges à base d'*Agar-Agar*, ou de *gélatine* et de *glycérine*. Leur consistance est semi solide, ils se ramollissent facilement et se liquéfient, on les utilise surtout comme *suppositoires vaginaux*.

Préparation des suppositoires. — 1° *Par rasion.* — On prépare de cette manière les suppositoires de *savon*, on taille un petit morceau de savon en cône en le grattant avec un couteau puis on le polit en le frottant avec un linge mouillé, on peut aussi, et cette manière de faire devient indispensable lorsqu'on doit mélanger une substance active, faire fondre le savon au bain-marie et le couler ensuite dans un moule ;

2° *Par coction.* — Ce mode de préparation est réservé aux *suppositoires* à base de *miel :* on place le miel sur un feu doux et on le chauffe en agitant sans cesse jusqu'à ce qu'une petite quantité projetée sur une surface froide se prenne en une masse cristalline assez ferme pour ne plus adhérer sensiblement aux doigts.

On le coule alors dans des moules de papier légèrement huilés, après refroidissement on sépare le papier en frottant au besoin avec un linge mouillé ;

3° *Par fusion*. — C'est le mode de préparation le
plus employé. On commence par préparer de petits
moules en papier auxquels on donne une forme conique, ces moules ont 4 à 5 centimètres de hauteur
sur 10 à 15 millimètres de largeur à la base. On les
maintient verticalement en les plongeant dans un réservoir rempli de farine de lin, de son, de sable fin,
etc. Le moule doit être enfoncé aussi profondément
que possible afin que le refroidissement du beurre de
cacao se fasse d'une façon uniforme sur toute la longueur du cône. On râpe ensuite le beurre de cacao ou
on le divise en petits fragments que l'on place dans
une capsule en porcelaine ou en tôle émaillée, cette
capsule doit être munie d'un bec. On chauffe alors très
modérément de manière à ce que la température ne
dépasse pas beaucoup le point de fusion du beurre de
cacao[1]. Lorsque la masse est liquéfiée on retire du feu
et on agite jusqu'au moment où le beurre perd de sa
transparence et va commencer à se solidifier, on coule
alors dans les moules et on laisse refroidir dans un
endroit frais. La solidification s'effectue d'autant plus
rapidement que le beurre a été moins chauffé, en
hiver une demi heure suffit, en été il faut parfois attendre deux heures. On détache ensuite le papier qui
ne doit être fixé que par une goutte de cire et on égalise les suppositoires : on coupe la pointe qui serait
trop aiguë, et on lustre la surface en passant légère-

1. Un excellent moyen consiste à chauffer la capsule vide
jusqu'au moment ou ne peut plus la tenir entre les doigts, on
retire alors du feu et on y place le beurre de cacao râpé, la
chaleur emmagasinée est suffisante pour déterminer la liquéfaction du beurre et permettre la confection des suppositoires.

ment le doigt qui détermine un commencement de fusion.

Le poids moyen d'un suppositoire doit être de

4 gr. pour un adulte.
2 — pour un enfant.

Au lieu de moules en papier on fait parfois usage de moules métalliques dans lesquels on coule le beurre.

Lorsqu'on prépare des suppositoires il est tout à fait inutile d'introduire de la cire dans le beurre de cacao. Cette introduction rend la masse moins fusible et ne présente d'avantages que pour le pharmacien à qui elle permet de préparer *plus vite* et *plus facilement* les suppositoires, mais le plus souvent, le point de fusion est, par suite de cette addition, assez élevé pour que le médicament ne se liquéfie plus dans le rectum. L'addition de la cire n'est utile que si l'on introduit dans la formule des suppositoires des huiles, ou des graisses qui pourraient retarder et même empêcher la solidification du mélange, en tous cas la quantité de cire introduite doit être très petite et ne pas dépasser 0,10 à 0,15 par suppositoire.

Les suppositoires sont *simples* ou *composés*. Ces derniers sont obtenus en introduisant dans le beurre de cacao, au moment de le couler dans les moules diverses substances médicamenteuses telles que *poudres*, *extraits* et même des *liquides*. Ces substances sont rarement solubles dans le beurre il faut donc les y diviser très finement et les maintenir en suspension jusqu'au moment de la solidification du beurre, de manière à ce que le suppositoire soit homogène. Les substances solides et insolubles seront réduites en poudre aussi fine que possible. Lorsqu'elles sont solubles (extraits) on peut les dissoudre dans une très petite quantité d'eau ou de glycérine : de toutes manières on prélève sur la masse du beurre qui doit servir à la préparation des suppositoires, une petite quantité que l'on pétrit dans un mortier avec les substances à introduire; on obtient une masse bien homogène que l'on mélange au beurre de cacao préalablement liquéfié dans la capsule et l'on divise cette masse avec soin : la chaleur est suffisante pour en déterminer la désagrégation, et lorsque le mélange est bien fait et va commencer à se solidifier on verse dans le moules. Le seul point difficile de la préparation consiste à bien choisir ce moment, car si la masse est encore trop liquide, les substances insolubles au lieu de rester en suspension et d'être réparties uniformément dans toute la masse, tomberont au fond du moule, et, après refroidissement, on les trouvera à la pointe du suppositoire.

Au lieu d'opérer comme nous venons d'indiquer, quelques praticiens préfèrent mélanger au mortier ces substances actives avec la totalité du beurre. On obtient ainsi une masse emplastique que l'on pétrit jusqu'à ce qu'elle soit devenue parfaitement homogène. Alors on la place dans une capsule et on la chauffe très modérément de manière à lui donner assez de fluidité pour qu'on puisse la couler dans les moules : ou bien on la divise en autant de parties qu'on doit préparer de suppositoires et on confectionne ceux-ci en les roulant séparément sur le pilulier et en leur donnant la forme voulue. Cette manière d'opérer ne permet jamais d'obtenir des suppositoires aussi bien faits que lorsqu'ils sont préparés par fusion.

Suppositoires d'extrait de ratanhia.

Extrait sec de ratanhia............... 1 gr.
Beurre de cacao..................... 3 —

On peut triturer l'extrait de manière à obtenir une

poudre très fine que l'on mélange au beurre au moment de le couler : ou bien on le dissout dans une très petite quantité d'eau.

Il faut considérer comme un procédé très défectueux la pratique qui consiste à faire une petite masse, une pilule, avec les substances actives et à la laisser tomber au centre du suppositoire alors que le milieu est encore liquide. Après fusion du beurre la substance se trouve brusquement en contact avec le rectum et peut l'irriter. Cette observation est également applicable aux *suppositoires creux* présentant une cavité dans laquelle on peut introduire même des liquides. On ferme avec un petit couvercle bouchon également en beurre de cacao que l'on peut faire adhérer en chauffant. Presque tous les suppositoires, même ceux qui contiennent des liquides peuvent être préparés en suivant le procédé classique qui est encore le meilleur.

Ainsi les suppositoires à la glycérine se font très bien en suivant la formule.

Suppositoires à la glycérine.

Beurre de cacao........................ 8 gr.
Glycérine........................ .... .. 4 —

Pour 3 suppositoires.

Les suppositoires vaginaux peuvent être préparés avec du beurre de cacao ; mais on se sert avec avantages de glycérine solidifiée par de la colle du Japon (AgarAgar) : on dissout préalablement dans la glycérine divers principes médicamenteux. (*Tannin, alun, sulfate de zinc, perchlorure de fer*, etc.) Ces suppositoires se liquéfient lentement sur place et constituent d'excellents topiques.

Bougies.

Le mot *bougie* désigne tout à la fois un instrument de chirurgie et un médicament. Tous deux sont du reste destinés à être introduits dans l'urèthre. On donne à la bougie la forme d'un cylindre dont la longueur est très grande par rapport au diamètre et qui est terminé par une partie arrondie, de manière à pouvoir être introduit facilement dans l'urèthre. Les bougies médicamenteuses sont constituées soit par de la *cire* rendue plus flexible par l'addition d'*huile* ou d'un *emplâtre*, soit par un mélange de *gomme* et de *gélatine* qui peut se dissoudre lentement lorsqu'il a été introduit dans l'urèthre. On prépare les bougies soit en coulant le mélange dans des moules appropriés, soit en immergeant dedans, un gros fil de coton, laissant refroidir et répétant plusieurs fois l'opération jusqu'à ce que le cylindre obtenu ait acquis une grosseur convenable. On l'égalise ensuite et on le polit en le roulant sur une plaque de marbre.

Les bougies simples de Piderit se préparent avec :

    Cire jaune........................ 6 parties
    Huile d'olives.................... 1   —

On prépare les bougies au *calomel* en introduisant 1 gramme de calomel dans 24 grammes de ce mélange.

D'après Dorvault on prépare les bougies solubles avec

    Gélatine .... 2 parties
    Gomme............................. 2   —
    Sucre............................. 1   —
    Eau de roses...................... 4   —

On incorpore dans ce mélange une partie d'*iodure de potassium* ou d'*iodure de plomb*, de mercure, etc., pour obtenir les bougies médicamenteuses correspondantes.

TABLE DES MATIÈRES

LIVRE DEUXIÈME

MÉDICAMENTS EXTERNES

Châteauroux. — Typ. et Stéréot. par A. Majesté.